KB019634

삶을 바꾸려면
음식을 바꿔라

자연과 가까워질수록 병은 멀어지고,
자연과 멀어질수록 병은 가까워진다.

삶의 시계를 거꾸로 돌리는 느림의 건강학, 슬/로/푸/드/의 비밀

삶을 바꾸려면

음식을 바꿔라

이원종 지음

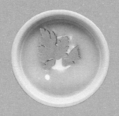

루이앤휴잇

슬로푸드,
삶의 시계를 거꾸로 돌리는 느림의 건강학

시간에 쫓기듯 바쁘게 살아가는 현대인들에게 있어 '느림'은 삶의 질에 대한 중요한 화두 중 하나다. 하지만 느긋함이 곧 게으름이 되어버린 지금, 우리의 식탁과 건강이 위협받고 있다. 무조건 '빨리빨리'를 외치면서 음식에서 마저 속도에 휩쓸리듯 살아가고 있기 때문이다.

인스턴트식품이 등장하기 전 우리의 먹을거리는 모두 슬로푸드(slow-food)였다. 인공적인 가공이 아닌 자연 숙성이나 발효과정을 거친 것이 대부분이었던 것이다. 시간의 흐름에 따라 생산된 재료에 요리하는 사람의 정성이 깃들다보니 먹는 이들도 '삶의 여유'를 느꼈다. '음식이 곧 약'이었던 셈이다. 하지만 지금은 사정이 완전히 달라졌다.

몸에 좋다는 각종 음식이 넘쳐나는 요즘, 현대인들의 영양상태가

▶▶▶

오히려 불균형적으로 변해가고 있다. 맛있는 요리만 추구하는 '미각의 발달'이 몸에 필요한 영양소의 섭취보다는 혀를 만족시키는 음식만을 추구하도록 만들어 '배부른 영양실조'를 낳은 것이다. 그리고 이러한 식습관은 아토피성 피부질환 및 비만, 당뇨 등 각종 성인병으로 직결되어 어른은 물론 아이들의 건강마저 위협하고 있다.

특히 요즘같이 바쁜 세상에서는 온 가족이 함께 모여 즐거운 마음으로 대화를 하면서 천천히 식사를 하는 즐거움마저도 잃어버렸다. 그러다보니 조리하기 쉽고 먹기 편리한 인스턴트식품에 길들여지고 있다. 그 결과, 입맛이 변하는 건 당연하다. 문제는 이것이 성격에도 영향을 미친다는 것이다.

인스턴트식품은 설탕·소금·조미료·산화방지제·방부제 등 각종 첨가물을 첨가해서 만든다. 때문에 영양 불균형은 물론 오랫동안 섭취할 경우 주의력이 떨어지고, 불안하며, 초조해지게 된다. 최근 들어 집중력이나 참을성 없는 아이들이 증가하고 있는 이유 중 하나도 바로 이런 음식의 영향이라고 할 수 있다.

세계적인 장수마을로 유명한 에콰도르 빌카밤바·파키스탄 훈자·그루지아 코카서스·불가리아 로도피산맥·프랑스 남부·이탈리아 캄포디멜라·사르데냐섬·중국 바마와 루가오·일본 오키나와 등 10곳을 다녀온 적이 있다. 그곳 사람들은 사는 곳은 다르지만 한 가지 공통점을 가지고 있었다. 소박한 삶을 즐기면서 적당히 운동을 하고, 그 지역에서 나는 신선하고 오염되지 않은 먹거리를 즐겨먹는 다는 것이다.

나는 거기서 아주 중요한 사실을 하나 깨달았다. 건강하고 장수하려면 슬로푸드를 먹어야 한다는 것이다. 어떻게 보면 지극히 평범한 사실이다. 하지만 이를 실천하기란 결코 쉽지 않다. 이미 부드러운 음식과 인스턴트에 길들여져 있기 때문이다.

우리가 먹는 음식은 갈수록 칼로리가 높아지고 섬유소처럼 몸에 좋은 영양소는 부족해지고 있다. 그 결과, 우리 몸은 갈수록 병들어 가고 있다. 한마디로 먹거리의 풍요로움 속에서도 '배부른 영양실조' 에 걸리고 있는 것이다.

나는 오래 전부터 우리 조상들이 먹었던 음식을 먹어야 건강하다는 주장을 펼쳐오고 있다.

슬로푸드란 오염되지 않은 환경 속에서 농약이나 화학비료의 도움을 전혀 받지 않고 자란 채소와 산속에서 모진 풍파를 견뎌내며 자란 산나물, 도정하지 않은 현미 · 보리 · 잡곡과 같은 음식을 말한다.

건강한 몸과 행복은 그냥 얻어지는 것이 아니다. 끊임없는 노력이

▶ ▶ ▶

필요하다. 이에 많은 사람들이 그것을 얻기 위해 수많은 노력을 기울이고 있다. 하지만 대부분 정답을 멀리서 찾으려고만 한다.

정답은 의외로 우리 가까이에 있다. 우리가 매일 먹는 음식을 바꾸면 되기 때문이다. 물론 하루아침에 입맛을 바꾸기란 결코 쉽지 않다. 조금씩 서서히 바꿔가야 한다. 우선, 우리가 매일 세 끼씩 먹는 흰쌀밥을 현미밥이나 잡곡밥으로 바꾸고, 나머지 반찬도 자연 속에서 농약과 화학비료의 도움을 전혀 받지 않고 자란 채소와 산나물, 지역에서 생산되는 토종식품과 전통식품으로 바꿔야 한다. 그래야만 여유 있는 삶은 물론 건강을 유지할 수 있으며, 삶의 질을 높일 수 있다.

식습관을 바꾸자는 것은 우리의 음식문화를 개선하여 삶의 질을 개선하자는 의미도 있다. 즉, 식사를 할 때 여유를 갖고 음식을 음미하면서 즐겁게 먹음으로써 여유 있는 삶을 되찾자는 것이다. 건강은 누가 지켜주는 것이 아니다. 바로 우리 자신이 스스로 지켜나가야 한다.

- 강릉에서 이원종

프롤로그

자연과 가까워질수록
병은 멀어진다

농사짓는 대학교수의 슬로라이프(Slow-life)

도시에서 나고 자란 내가 처음 텃밭 가꾸는 일에 재미를 붙인 것은 지금으로부터 약 40여 년 전이다. 미국 유학시절 대학에서 학생들에게 간단한 채소를 길러서 먹을 수 있도록 밭을 나눠줘 난생 처음으로 한국에서 가져간 씨앗을 뿌려본 것이다. 다행히 땅이 비옥해 비료를 뿌릴 필요도 없이 농사가 잘되었다. 씨를 뿌리고, 물만 주면 되는 이른 바 유기농 농사였던 셈이다.

하지만 농사가 처음이었던 탓에 시행착오가 적지 않았다. 상추씨처럼 씨가 작은 것을 너무 깊이 심어 싹이 나오지 않게 한 것이며, 너무 얕게 씨를 뿌리고 물을 주는 바람에 씨앗이 모두 떠내려가 옆에 있는 남의 밭에서 싹이 올라오는 경우도 있었다. 그렇게 몇 번의 시행착오를 거친 후에야 비로소 씨 뿌리는 법을 터득할 수 있었다.

7년의 유학생활을 마친 나는 강릉에 정착하게 되었다. 처음 몇 년 동안은 아파트에서 살았지만 채소를 기르는 즐거움만은 결코 포기할 수 없었다. 이에 봄이 되면 아이들을 데리고 근처 야산에 가서 부엽토를 차로 실어 날라 베란다에서 직접 야채를 키웠다. 아이들 역시 직접 채소를 기르는 걸 매우 재미있어 했다.

그 결과, 3년 후 우리는 아파트 생활을 과감하게 청산한 후 3백 평의 텃밭이 딸린 낡은 농가주택으로 이사를 했다. 흙으로 지은 아주 오랜 된 집이었다. 지붕은 빨간 함석으로 되어 있었으며, 문은 창호지로 발라진 전형적인 시골집이었다. 그나마 주택은 15평에 불과했다. 하지만 전혀 불편하지 않았다. 오히려 온갖 채소를 마음껏 키울 수 있다는 생각에 잔뜩 기대에 부풀어 있었다.

우리 가족이 첫 농사로 선택한 작물은 고추였다. 그러나 모종을 심은 지 며칠 되지 않아 모두 말라 죽고 말았다. 모종을 심을 때 물을 듬뿍 줘야 하는데 물을 제대로 주지 않아 깊숙이 스며들지 않은 탓이었다. 잠깐의 실수로 아까운 모종을 모두 죽이고 만 것이다.

어렵사리 모종 심는 법을 터득한 후 다시 고추 모종 5백 그루를 심었다. 당연히 비료나 농약은 일절 주지 않았다. 그러나 결과는 대실패였다. 다 말린 후 고추 속을 잘라보니 하얀 곰팡이가 가득 슬어 있었다. 햇빛이 나는 날이 적다보니고추 속에 곰팡이가 슬어 버린 것이다. 이에 눈물을 머금고 고추를 모두 버려야 했다. 농사일이야말로 세심하게 신경 써서 돌봐야만 성공할 수 있다는 사실을 깨우쳐준 사건이었다.

그 후로도 나는 고추 농사를 포기하지 않고 매년 해오고 있다. 그리고 지금은 고추뿐만 아니라 상추 · 쑥갓 · 가지 · 오이 · 토마토 ·

감자 · 고구마 · 옥수수 · 호박 · 근대 · 아욱 · 당근 · 케일 · 강낭콩 · 검은콩 · 배추 · 무 등 다양한 작물들을 함께 재배하고 있다. 그러다 보니 농사짓는 기술도 제법 늘었다. 특히 쑥갓이나 상추 같은 채소는 한번에 씨앗을 너무 많이 뿌리게 되면 다 먹을 수가 없기 때문에 보름 정도의 간격을 두고 씨를 나눠 뿌리는 것이 좋다.

그리고 보면 생선과 과일 몇 종류를 제외하고는 거의 모두 자급자족을 하고 있는 셈이다. 농촌에 살면서 부지런히 일하면 사시사철 이렇게 몸에 좋은 음식을 먹을 수 있다는 장점이 있다.

"대학교수가 할 일이 그렇게 없나?"는 핀잔

낡고 오래된 함석집에 살며, 직접 농사를 짓는 내 생활 스타일에 전혀 공감하지 못하는 사람들 역시 적지 않다.

그들은 "미국 유학까지 다녀온 대학교수가 할 일이 없어서 이런 곳에서 살며 농사를 짓느냐?"며 나를 이상한 눈빛으로 쳐다보곤 했다. 하지만 KBS 1TV〈아침마당〉과 주요 방송, 신문을 통해 우리 가족이 열심히 살아가는 모습이 보도되자 상황이 급변했다. 그때까지 없었던 수많은 관심이 우리를 향해 쏟아진 것이다. 심지어 지붕이 새서 하얀 함석으로 때운 사진을 보고 태양열 발전기를 설치했느냐고 묻는 사람도 있었다. 서울에 사시는 어떤 할아버지는 신문을 들고 직접 찾아와 집을 무료로 고쳐주겠다고 제안하기까지 했다. 하지만 나는 이대로 사는 것이 편하고 즐겁다며, 할아버지의 마음만 고맙게

받았다.

"나도 그렇게 살고 싶다."

"대학교수가 검소하게 생활하는 모습이 정말 보기 좋다."

"그 동안 아무렇게나 살아왔던 나 자신을 돌아볼 수 있는 소중한 기회가 되었다."

위와 같은 내용이 담긴 편지 역시 수없이 날아들었다. 또 어떤 사람들은 신문에 실린 집 사진이 너무 멋있다며 사진을 찍으러 왔다가 막상 사진과 다른 모습을 보고 크게 실망해서 돌아가기도 했다.

농가주택에 살고 싶다고 찾아오는 사람들에게 나는 농가주택에 사는 것이 그렇게 환상적이고 멋진 일만은 아니라는 이야기를 반드시 들려준다. 더구나 왠만큼 농사를 지어서는 끼니도 해결하기 어려운 것이 현실이니, 다시 한 번 생각해볼 것을 권유한다. 그럼에도 불구하고, 정말 농촌에 와서 살고 싶다는 사람들에게는 이렇게 얘기한다.

"처음부터 땅을 사서 올 경우 금방 후회할 수도 있으니, 빈집에서 얼마 동안이라도 살아보고 나서 결정하라."

우리가 먹는 것이 우리 몸을 만든다

뭘, 어떻게 먹어야 건강하게 오래 살 수 있을까. 요즘 이런 고민을 하는 사람들을 자주 본다. 그럴 때마다 나는 매일 먹는 밥부터 바꾸라고 말한다. 즉, 부드러운 흰쌀밥이 아닌 다소 거칠지만 영양가가 높은 현미밥이나 잡곡밥을 먹으라고 하는 것이다. 또한 먹거리에 관심을 가지려면 한 번쯤 직접 재배해보라고 권한다.

물론 도시에서는 쉽지 않은 일임에 틀림없다. 하지만 이제는 도시에서도 주말농장이 많이 활성화되었고, 아파트 베란다에서도 화초 대신 토마토·고추·상추와 같은 간단한 채소를 길러 먹는 가정이 늘고 있다. 너무 바쁜 나머지 한가하게 채소를 가꿀 시간이 없다는 사람들도 분명 있을 것이다. 그런 사람들에게는 다음 이야기를 꼭 전해주고 싶다.

몇 해 전 〈대통령 부인이 농사를 짓는다?〉라는 제목의 기사가 로이터 통신을 통해 전세계에 보도된 적이 있다.

미국 대통령 버락 오바마의 부인 미셸 오바마가 백악관 안에 있는 30여 평의 텃밭에서 인근 초등학교 학생들과 함께 양상추·시금치·근대·콩 등을 직접 재배해 백악관 식탁에 오를 예정이라는 기사였다. 바쁜 일정에도 불구하고, 아이들과 함께 텃밭을 일구는 사진이 퍽 인상적이었다. 아울러 그녀는 "이 일을 계기로 앞으로 미국인들이 더 많은 과일과 채소를 먹었으면 한다"고 말했다. 또한 "아이들과 함께 채소를 기르다 보면 아이들 정서에도 좋을 뿐만 아니라 먹거리의 중요성에 대해서도 새삼 깨닫게 된다"는 말 역시 잊지 않았다.

나는 마당에 일부러 잔디를 심지 않는다. 잔디를 심게 되면 보기에는 좋지만 때때로 농약을 뿌려야 할 뿐만 아니라 꾸준히 관리를 해줘야 하기 때문이다. 또한 잔디는 먹을 수가 없다. 열심히 가꾼 식물을 먹지도 않고 깎아서 버리다니, 낭비가 아닐 수 없다. 이에 나는 마당을 풀에게 양보하는 대신 가끔 잡초만 제거해준다. 그러면 그곳에서 질경이·민들레·씀바귀·냉이·취나물·쑥·부추 등이 쑥쑥 자란다. 봄에 이런 나물들을 뿌리째 뽑아 살짝 데친 후 무쳐 먹거나 국을 끓여 먹으면 얼마나 맛있는지 모른다.

또 우리 집에는 옛날 집주인이 심어놓은 자두 · 살구 · 포도 · 앵두 · 사과 · 호두 · 감 등 수 그루의 과일나무와 뽕나무가 있다. 이에 해마다 봄이 되면 뽕나무에서 어린 뽕잎을 따서 잘 말린 후 차로 즐겨 마시는데, 녹차보다 훨씬 더 구수하고 맛이 좋다. 똑같은 방식으로 감잎차를 끓여 마시기도 한다. 옥수수를 수확할 때도 마찬가지다. 옥수수수염이 마르기 전에 따서 그늘에서 말린 후 끓여서 냉장고에 넣어두고 수시로 마시면 신장에 매우 좋다. 봄과 여름이면 이렇게 전통차를 만드느라 시간이 모자랄 지경이다.

농가주택에 산다고 하면 채식주의자냐고 묻는 사람들이 간혹 있다. 그러나 내가 채식만 하는 것은 아니다. 매년 토종 병아리를 수십 마리씩 키워서 1년 내내 유정란을 받아 먹는다. 또한 손님들이 오면 토종닭을 잡아 대접하기도 하는데, 닭 잡는 모습을 본 사람들은 언제 닭 잡는 법을 배웠냐며 내게 '닭 백정'이란 별명을 지어주기도 했다.

소박하지만 즐겁고 건강한 자연주의 삶

농촌에 살다보면 새벽부터 일어나서 일하는 소리 때문에 늦잠을 잘 수 없는 경우가 많다. 더욱이 날이 새자마자 울어대는 닭 울음소리 역시 수면을 방해한다. 닭 울음소리가 알람시계인 셈이다.

나는 보통 오전 5시에 일어난다. 아침에 밭일을 어느 정도 해놓고

출근을 해야 하기 때문이다. 그런 점에서 나는 아침형 인간이 아니라 새벽형 인간인 셈이다.

새벽에 일찍 일어나서 일을 하면 건강에 큰 도움이 된다. 나는 지난 40년 동안 60kg의 몸무게를 일정하게 유지하고 있는데, 특별히 운동을 하거나 다이어트를 하는 것은 아니다. 새벽 일찍 일어나서 땅을 파거나 풀을 뽑는 것 뿐이다.

또 열심히 일하면 일하는 만큼 더 많은 수확을 올릴 수 있다. 나아가 그로 인해 온 가족의 건강까지 지킬 수 있으니 일석이조인 셈이다. 물론 농사에만 열심이다 보니 주말이나 휴일에 가족끼리 나들이 한 번 제대로 가 본적이 없어 가족의 불만을 살 때도 있다.

농사를 짓는데 있어 가장 힘든 일은 흙을 파고 고르는 것이다. 특히 우리 집에는 기계가 없기 때문에 일일이 삽질을 해서 땅을 파고 호미나 가래를 이용해서 흙을 골라내야 한다. 뿐만 아니라 잡초 역시 수시로 제거해줘야 한다. 실례로, 우리 밭 옆에 있는 밭은 나이가 많은 할아버지가 일구는 데도 잡초가 거의 없다. 내가 새벽에 잠시 일하는 데 비해 그 할아버지는 수시로 일을 하기 때문이다. 농촌 사람들이 특별히 운동을 하지 않아도 살이 찐 사람이 드문 것은 매일 그렇게 열심히 살아가기 때문이다.

40년이 넘은 가구들과 30년이 넘은 13인치 텔레비전

우리 집은 빨래를 아직도 손으로 한다. 지금으로부터 약 20여 년 전 세탁기가 고장난 후부터 계속 그렇게 해오고 있다. 당연히 아내는 새 세탁기를 사달라며 계속 졸랐지만 나는 손빨래를 고수했다. 손빨래를 하면 환경오염도 줄일 수 있을 뿐만 아니라 운동도 되기 때문이다. 그때부터 빨래와 다림질은 온전히 내 몫이 되고 말았다.

하루는 장모님이 오셔서 밀린 빨래를 보더니 빨래를 직접 하시려고 했다. 그러자 아이들이 할머니를 급히 말리고 나섰다. 빨래는 아빠의 취미라는 것이 그 이유였다. 내가 아침 일찍부터 빨래를 하니, 아빠가 빨래하는 것을 무척 좋아하는 줄 알았던 것이다. 그도 그럴 것이 농사일 외에 특별히 운동을 하지 않는 내게 손빨래는 유일한 취미이자 운동이다.

우리 집 가구는 대부분 40년이 넘은 것들로 미국 유학시절에 중고품으로 산 것이다. 더욱이 돈이 없던 학생시절에 산 것이기 때문에 변변한 것은 하나도 없다. 이에 어떤 동료교수는 우리 집에 놀러와서 30년이 넘은 13인치 텔레비전을 보고는 기겁한 나머지 "당장 바꾸라"며 충고까지 하기도 했다.

하지만 나는 그 말을 결코 듣지 않았다. 아직 한 번도 고장난 적이 없을 뿐만 아니라 보는 데도 전혀 불편함이 없기 때문이다. 다만, 리모컨이 없기 때문에 채널을 바꿀 때마다 움직여야 하는 단점은 있다. 하지만 이 역시 건강에 도움이 된다며 스스로 위안을 삼고 있다.

농촌에서 살다보면 쓰레기 역시 버릴 것이 거의 없다. 그래서 우리 집에서는 쓰레기봉투를 거의 사용하지 않는다. 음식물 찌꺼기는 닭이나 개에게 먹이고, 종이나 플라스틱, 빈병 등은 재활용하는 곳에 버린다. 또 땅에 묻을 수 있는 것은 땅에 묻고, 개똥이나 닭똥, 낙엽 등은 퇴비로 사용한다.

세제 역시 함부로 사용하지 않으며, 머리를 감을 때도 샴푸 대신 비누를 사용한다. 비록 환경운동가는 아니지만 농촌에 살다보니 땅도 살려야 하고, 물도 살려야 한다는 사실을 절실히 깨달았기 때문이다.

이렇듯 농촌에서의 삶은 때때로 불편할 때도 있지만 환경을 보존하는 데도 한 몫 할 뿐만 아니라 몸을 많이 움직여야 되기 때문에 건강을 지키는 데도 큰 도움이 된다.

자연에서 얻은 건강 비책, 거친 음식

흔히 사람들은 겉모습을 보고 평가하는 버릇이 있다. 그러다보니 살고 있는 집, 타고 다니는 자동차, 입고 다니는 옷과 같은 겉모양에는 신경을 많이 쓴다. 하지만 정작 삶에 있어 가장 중요한 먹거리에는 크게 신경을 쓰지 않는다. 예를 들면, 아이들 사교육이나 외모를 위해서는 많은 투자를 하지만 값이 조금 비싼 유기농 식품은 쉽게 사려고 하지 않는다. 또 요리하는 시간이 아까운 나머지 금방 먹을 수 있는 인스턴트식품을 즐겨 먹는다.

가공식품은 대부분 흰쌀이나 흰밀가루에 소금 · 설탕 · 지방과 각종 식품첨가물을 넣어서 만든 것이다. 이에 부드러워서 먹기에는 좋지만 정작 우리 몸에 필요한 무기질 · 비타민 · 섬유소 등과 같은 영양소는 부족하기 십상이다. 그러다보니 여기저기 아픈 곳도 많고 소화도 잘 안되며, 체중만 날로 늘어나 당뇨 · 고혈압 · 지방간 · 고지혈증·뇌졸중·암 같은 성인병으로 고생하는 경우가 많다.

　나는 부드러운 음식의 반대로 오염되지 않은 자연 속에서 나고 자란 채소와 산나물, 도정하지 않은 현미·보리·잡곡과 같은 음식을 '거친 음식'이라고 부른다. 이는 예로부터 우리 조상들이 먹어오던 전통식품들이기도 하다.

　거친 음식은 질병을 예방하고 치료하는 생리활성물질을 많이 함유하고 있을 뿐만 아니라 천천히 씹어 먹음으로써 삶의 여유까지 갖게 한다.

세계 10대 장수마을에서 찾은 장수의 비밀

　그 동안 나는 신문과 방송·잡지 등을 통해 "오염되지 않은 채 거칠게 자란 음식으로 우리의 식탁을 채우고 소박한 삶을 유지하자. 비록 그런 삶이 꿈같은 이야기일 수도 있지만 그렇게 살아가고 있는 사람들이 적지 않다"는 주장을 꾸준히 펼쳐왔다. 그리고 그 사실을 확인하기 위해 일본 오키나와·파키스탄 훈자·에콰도르 빌카밤바·중국 바마와 루가오·이탈리아 사르니아섬과 캄포디멜라·프랑스 남부·그루지아 코카사스산맥·불가리아 로도피산맥 등 세계 10대 장수마을을 직접 둘러보기도 했다.

　그곳 사람들은 변변한 의료시설 하나 없는 산간오지에 살면서도 암·당뇨병·고혈압 등과 같은 현대에 만연한 질병에 걸리지 않은 채 건강한 삶을 누리고 있었다. 그 비결은 과연 무엇일까.

그 비결은 바로 음식에 있었다. 그들은 도정하지 않은 거친 곡물, 즉 슬로푸드를 주식으로 먹었다. 예를 들면, 파키스탄 훈자 지방에서는 보릿가루나 밀가루를 반죽해서 구워 만든 차파티를, 에콰도르 빌카밤바에서는 감자와 옥수수를, 일본 오키나와에서는 고구마와 콩을, 이탈리아 캄포디멜라와 사르디니아에서는 흰콩과 렌틸콩을, 중국 바마에서는 옥수수를, 코카사스와 불가리아, 프랑스 남부 지역에서는 거친 빵을 즐겨 먹었다. 이를 통해 건강하게 오래 사는 비결은 어떤 특별한 음식에 있는 것이 아니라, 우리 조상들이 수 천 년 동안 먹어온 음식에 있음을 다시 한 번 깨달을 수 있었다. 따라서 건강하게 오래 살기 위해서는 우리가 살고 있는 지역에서 제철에 나는 음식을 먹고, 오염되지 않은 음식을 먹어야 한다. 그런 음식이 바로 슬로푸드다.

이 책에서는 우리 주위에서 흔히 볼 수 있으며, 우리 조상들이 오랫동안 먹어온 음식을 중심으로, 어떻게 하면 우리의 건강을 지킬 수 있는지에 대해서 면밀하게 살펴보았다. 이에 1장에서는 지금 우리가 먹고 있는 음식과 슬로푸드의 전반적인 특성에 대해서 알아보았으며, 2장에서는 왜 슬로푸드를 먹어야 하는지에 대해 중점적으로 살폈다. 나아가 3장에서는 슬로푸드가 우리 몸에 미치는 다양한 효과에 대해서 구체적으로 살펴봤으며, 채소나 야채를 키우기가 쉽지 않은 아파트에 사는 사람들을 위해 누구나 쉽게 따라할 수 있는 유기농 야채 키우는 법에 대해서도 알아보았다.

"자연과 가까워질수록 병은 멀어진다. 반대로, 자연과 멀어질수록 병은 가까워진다"는 말이 있다. 때문에 건강을 생각한다면 다소 거칠더라도 자연에 가까운 음식을 먹어야 한다.

삶의 시계를 거꾸로 돌리는
슬로푸드 건강법 10계명

1. 식사는 천천히 꼭꼭 씹어 먹는다

건강한 삶을 위해서는 부드러운 음식보다 거친 음식을 먹어야 한다. 거친 음식은 천천히 오랫동안 씹어 먹어야만 소화기관에 부담을 주지 않는다. 음식을 먹은 후 포만감을 뇌에서 알아차리기까지는 시간이 다소 걸리기 때문이다. 따라서 식사는 가급적 30분 이상 천천히 하는 것이 좋다. 또음식을 먹을 때는 30~40회 정도 씹어야 한다. 음식을 천천히 꼭꼭 씹어 먹게 되면 우리 뇌는 자극을 받게 된다. 그 결과, 뇌속의 혈액량이 증가하여 집중력과 기억력이 좋아지게 된다.

2. 집에서 직접 요리를 해서 먹는다

음식은 정성을 들여 직접 해먹어야 제 맛이 나는 법이다. 그러다보면 요리하는 과정에서 마음의 여유가 생길 뿐만 아니라 정성이 가득 담긴 음식을 만들 수도 있기 때문이다. 예를 들면, 아침에 가족들이 빵에 우유를 마시고 가는 것보다는 된장찌개와 김치로 식사를 하게 되면 영양 면에서도 골고루 섭취할 수 있을 뿐만 아니라 엄마나 아내의 사랑도 듬뿍 느낄 수 있다. 그 결과, 가족 모두가 심리적인 안정감은 물론 하루 종일 행복감을 느끼게 된다.

3. 지역에서 생산된 토종식품과 전통식품을 먹는다

자신이 사는 지역에서 생산되는 농작물이나 가축은 기호에 맞을 뿐만 아니라 신선하고 영양가가 높다. 반면, 좁게는 전국 단위로, 넓게는 세계적으로 유통되는 가공식품은 이동시간은 물론 저장기간이 길기 때문에 영양소가 파괴되는 것은 물론 각종 화학반응이 일어나 품질이 떨어진다. 신토불이(身土不二)라는 말이 있다. 이는 '몸과 태어난 땅은 하나'라는 뜻으로, '제 땅에서 난 것이라야 체질에 가장 맞다'는 우리 조상들의 지혜가 담긴 말이다.

4. 색과 향이 진한 식품을 먹는다

자연의 모진 환경 속에서 자란 식물은 색과 향이 진하고 다양하다. 이는 성장하는 동안 햇빛을 많이 받아 그만큼 색이 진해진 탓이다. 그 결과, 식물체는 병균으로부터 자신을 보호하기 위해 화학물질을 생산하는데, 이러한 물질들은 우리 몸속에 들어오면 면역력을 높여줄 뿐만 아니라 각종 암이나 성인병을 예방하고 치료하는 데도 큰 효과가 있다. 검은콩 · 흑미 · 토마토 · 당근 · 브로콜리 · 양파 · 마늘 · 부추 등에는 이런 물질들이 많이 들어 있다.

5. 친환경 농법으로 재배한 유기농 식품을 먹는다

땅에 화학비료를 뿌리면 유용한 미생물들의 번식을 막아 점차 땅이 죽어가게 된다. 그 결과, 이런 환경에서 자란 곡물과 채소는 보기에는 좋지만 맛과 영양이 현격하게 떨어지기 마련이다. 생리활성물질 역시 다양하게 생성하지 못하며, 우리의 건강에도 악영향을 미치게 된다. 따라서 값이 조금 비싸더라도 친환경 농법으로 재배한 유기농산물을 먹는 것이 좋다.

6. 살아 있는 발아식품을 먹는다

새싹은 일찍부터 서양에서 건강식으로 각광받아 왔다. 신선한 향과 부드러운 식감이 매력적일뿐만 아니라 미네랄과 비타민 등 각종 영양소가 풍부하기 때문이다.

새싹은 한 알의 씨앗에서 싹이 트는 시기에 성장을 위해 각종 영양소와 생리활성물질을 합성하기 때문에 이 때 영양소 축적량이 가장 많다.

최근 몇 년 새 우리나라에도 새싹 열풍이 불었다. 새싹 그 자체로는 쌉싸래한 맛이 감돌지만 각종 요리에 곁들여지면서 그 풍미와 더불어 무공해 식품으로 인기를 얻기 시작한 것이다.

우리가 즐겨먹는 콩나물 · 숙주나물 · 무순 · 메밀 · 알팔파 · 브로콜리 · 유채 등 채소들의 여린 새싹은 모두 건강한 먹거리가 될 수 있다.

7. 흰쌀밥 대신 현미밥이나 잡곡밥을 먹는다

몇 십 년 전만 하더라도 맷돌을 이용해서 곡물을 빻았다. 그러다보니 가루가 부드럽지 않고 다소 거칠었다. 씨눈과 겨가 완벽하게 제거되지 않았기 때문이다. 하지만 그 속에는 비타민·무기질·식이섬유가 풍부해 우리 몸에 매우 유용했다. 하지만 지금은 씨눈과 겨가 완전히 제거된 흰쌀밥을 주식으로 하고 있다. 현미·보리·잡곡 등의 곡물에는 여러 가지 생리활성 물질이 풍부하게 들어 있다. 따라서 몸을 생각한다면 흰쌀밥이 아닌 현미나 잡곡으로 지은 밥을 먹는 것이 좋다.

8. 식이섬유와 식물성 단백질을 많이 섭취한다

식이섬유는 스펀지처럼 물을 빨아들여 대변의 양을 증가시키는 것은 물론 음식이 장을 통과하는 시간을 단축시켜 변비와 장염을 예방한다. 또한 발암성 물질을 흡착해 배설시키므로 대장암 발생 역시 억제할 뿐만 아니라 포만감을 줘 다이어트는 물론 콜레스테롤 함량 역시 낮춰주는 효능이 있다. 따라서 과일과 채소·밀기울·도정하지 않은 곡물·콩비지·보리·귀리·시래기와 같은 섬유질이 풍부한 음식의 섭취를 늘릴 필요가 있다.

한편, 단백질은 우리 몸에 필요한 효소·근육·혈액·피부를 구성하는 물질로 질병에 걸리지 않도록 면역작용을 할 뿐만 아니라 머리카락이나 손톱을 만들고, 피부를 아름답게 해주는 역할을 한다. 식물성 식품 중 단백질이 가장 많은 식품은 콩이다. 따라서 현미밥에 콩을 섞어 먹으면 우리 몸에 필요한 단백질을 충분히 섭취할 수 있다.

9. 일주일에 두 번 정도 등푸른 생선을 먹는다

EPA(DHA·DPA와 함께 음식물을 통해 섭취해야만 하는 불포화 지방산은 우리 몸에 나쁜 콜레스테롤의 함량은 줄여주고, 이로운 콜레스테롤의 함량은 증가시켜 혈전증을 예방한다. 또한 DHA는 태아 및 아이들의 뇌를 발달시키고, 뇌세포의 감소를 방지하여 학습능력이나 기억력을 향상시켜 주는 것으로 알려져 있다. 이러한 오메가3 지방산은 고등어 · 꽁치 · 정어리 · 참치와 같이 깊은 바다에서 잡히는 등푸른 생선에 많이 들어 있는 반면, 고기나 계란에는 거의 들어 있지 않다.

그렇다면 등푸른 생선을 얼마나 자주 먹는 것이 좋을까. 전문가들에 의하면 일주일에 두 번 정도 먹으면 혈관은 물론 두뇌 발달에 매우 유익하다고 한다.

10. 먹는 음식의 절반은 날로 먹는다

대부분의 음식은 익히거나 구워서 먹을 때보다 날로 먹을 때 영양가가 훨씬 더 높다. 날로 먹게 되면 조리해서 먹을 때보다 훨씬 더 많은 무기질과 비타민 · 엽록소 · 효소 등을 섭취할 수 있기 때문이다. 특히 과일이나 채소를 날로 먹으면 다양한 생리활성물질을 살아 있는 상태로 섭취할 수 있어 훨씬 더 몸에 유익하다. 그러나 요리를 하다보면 열에 의해 이런 영향소가 파괴되기 쉽다. 따라서 먹는 음식의 절반 정도는 조리를 하지 않고 날로 먹는 것이 좋다.

Contents

PART 3 자연에서 얻은 최고의 건강 비책, 슬로푸드

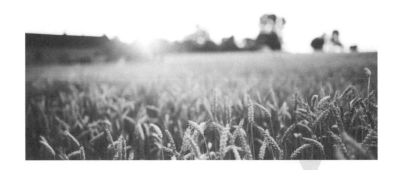

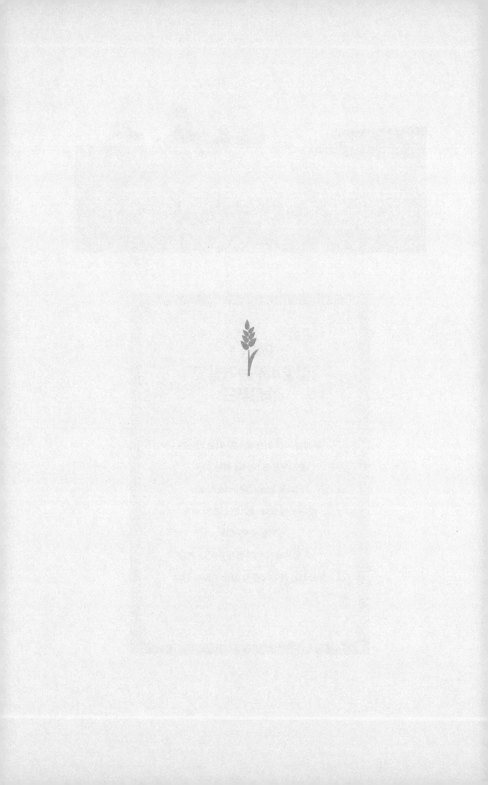

우리는 지금
어떤 음식을 먹고 있는가

지금 우리가 먹고 있는 음식은 과연 안전할까

우리가 먹고 있는 음식은 그 자체가 우리의 건강이자 미래이다. 그렇다면 지금 우리가 먹고 있는 음식은 과연 안전할까.

우리가 어떤 음식을 먹고 있는지 일주일 정도 노트에 직접 기록해보자. 매일 먹는 과일과 채소가 화학비료나 농약으로 오염되어 있지는 않는지, 항생제·환경호르몬·살충제 등에 오염된 계란·우유·유제품·고기 등을 먹고 있지는 않는지, 소금이나 설탕·조미료·산화방지제·방부제 등 각종 인공 첨가물을 첨가해서 제조한 인스턴트 식품이나 가공식품에 너무 의존하고 있는 것은 아닌지, 나아가 비타민·무기질·섬유소 등이 모두 제거된 흰쌀이나 흰밀가루로 만든 부드러운 음식을 지나치게 많이 먹고 있는 것은 아닌지 꼼꼼하게 살펴볼 필요가 있다.

우리 속담에 '심는대로 거둔다'는 말이 있다. 마찬가지로 우리의 식생활에서는 '먹는대로 거둔다'는 말을 적용할 수 있다.

50년 전만 하더라도 가계 전체의 생활비 중에서 식료품비가 차지하는 비율이 절반 이상을 넘었다. 하지만 지금은 채 15%도 되지 않는다. 이는 무엇을 말하는 걸까.

삶의 질을 개선하기 위해서는 식료품비가 차지하는 비율이 최소한 20%는 되어야 한다. 그러나 아이들의 사교육비로 매달 수십 만 원씩 소비하는 가정은 많아도 질 좋은 식품을 구입하는 데 그만한 돈을 쓰는 가정은 거의 없는 게 지금 우리의 현실이다.

먹거리에 신경 쓰지 않으면 우리 몸은 결국 아프고 병들게 마련이다. 그렇게 되면 열심히 고생해서 모은 재산을 병원비로 써야 할지도 모른다. 다행히 최근 들어 유기농 열풍이 불면서 농산물은 물론 각종 식품 전반으로 확산되고 있다. 주부들 역시 건강한 먹거리와 유기농 식품을 구입하는 경우가 많아지고 있다. 늦었지만 다행이라고 할 수 있다.

농약은 해충에게만 해로운 것이 아니다

농약은 식물의 성장과정이나 저장시 해충이나 질병으로부터 농작물을 보호해 수확을 증대시키는 역할을 하는 독성물질이다. 이에 한 번 뿌려지면 토양이나 식물체, 오염된 물속에 오랫동안 잔류하게 된다. 그럼에도 불구하고, 농약 사용량이 매년 늘고 있다. 이에 따라 잔류농약의 검출 건수 역시 매년 늘어나고 있다.

한 번 뿌려진 농약이 분해되기까지 걸리는 시간은 짧은 것은 1~12주, 어떤 것은 1~18개월, 그리고 가장 긴 것은 무려 2~5년이나 걸린다.

농약은 현재 사용이 허가된 것만 해도 살충제·제초제·살균제 등 무려 5백여 종이 넘는다. 문제는 농약이 해충이나 잡초에게만 해로운 것이 아니라는 것이다. 당연히 인간에게도 해롭다. 특히 어떤 성분은 우리 몸속에 들어가 오랫동안 축적된 나머지 치명적인 질병을 일으키기도 하며, 유전자를 조작하기도 한다.

친환경농산물에 대한 엄격한 규제와 감시가 필요한 이유

농약과 같은 독성물질을 피할 수 있는 가장 좋은 방법은 친환경농산물을 먹는 것이다. 친환경농산물은 농약이나 화학비료를 사용하지 않거나 사용을 최소화해 환경을 보호할 뿐만 아니라 소비자들에게 안전한 먹거리를 제공하기 위해 생산되는 농산물을 말한다. 이에 크게 농림산물·축산물·가공식품으로 나뉜다.

어떤 사람들은 친환경농산물 역시 믿을 수 없는 것은 마찬가지라며, 그럴 바에 차라리 값싼 일반 농산물을 먹는 것이 낫다고 주장하기도 한다. 어느 정도 맞는 말이다. 하지만 친환경농산물은 정부에서 엄격히 규제하는 조건 하에 농약이나 화학비료를 전혀 쓰지 않거나 최소한으로 사용해 재배하는 농산물이다. 그러니 이것마저 믿을 수 없다면 직접 재배해서 먹는 수밖에 없다. 따라서 친환경농산물을 정부에서 보다 더 엄격하게 규제하고 감시해 신뢰할 수 있는 마크를 붙인다면 소비자가 더 이상 의심하지 않고 사먹을 수 있을 것이다. 이에 정부는 친환경농산물 인증 제도를 마련해 국립농산물품질관리원과 민간 인증기관의 엄격한 기준으로 선별·검사된 농산물만을 인정하고 있다.

친환경농산물은 생산방법과 사용자재 등에 따라 유기농산물·무농약 농산물·저농약 농산물로 분류된다.

유기농산물은 유기합성농약과 화학비료를 일체 사용하지 않고 재배하며 농약을 사용해야 할 경우 농업진흥청에서 정한 친환경제재만 허용된다. 또한 무농약 농산물은 유기합성농약은 사용하지 않고 화학비료는 권장 시비량의 30% 이하만 사용해야 하며, 저농약 농산물의 경우 유기합성 농약의 살포횟수는 '농약 안전 사용기준'의 절반 이하, 사용 시기는 안전사용 기준 시기의 2배수를 적용하고, 화학비료는 권장 시비량의 50% 이내로 사용해야 한다. 하지만 저농약 농산물의 경우 2010년부터 신규 인증을 중단한 상태로 기존에 인증을 받은 농가 역시 2015년까지만 연장이 가능하다.

축산물의 경우 유기축산물은 항생제·합성항균제·호르몬제가 포함되지 않은 유기사료를 급여해 사육된다. 또한 무항생제 축산물은 항생제·합성항균제·호르몬제가 포함되지 않은 무항생제 사료를 급여해 사육한 축산물을 말하며, 유기가공식품은 유기 인증을 받은 재료만 사용하고 첨가물 또는 가공보조제를 전혀 사용하지 않거나 최소량만 사용해 가공되는 식품을 일컫는다.

자연에서 유기농으로 재배한 식품을 먹어야 하는 이유

화학비료나 농약을 사용하지 않고 재배한 유기농 채소는 벌레 먹은 자국이 있다. 또 퇴비의 영향으로 인해 잎이 매우 두껍고 억센 편이다. 이른 바 거친 채소다. 반면, 화학비료나 농약을 사용해 재배한 일반 채소는 보기에는 좋지만 잔류 농약으로 인해 문제가 될 수 있을 뿐만 아니라 맛과 영양 역시 크게 떨어진다. 그 결과, 유기농 채소에 비해 생리활성물질이 다양하게 생성되지 못할 뿐만 아니라 영양소역시 풍부하지 못하다. 이는 해충과 병균을 방지하기 위해 농약과 비료를 뿌린 나머지 안일한 환경에서 자랐기 때문이다.

화학비료를 많이 사용하게 되면 식물체는 더욱 허약해지게 된다. 그 결과, 농약 사용이 더욱 늘어나게 될 뿐만 아니라 땅에 유용한 미생물의 번식 역시 막아 땅을 죽게 만든다.

몇 십 년 전만 해도 철에 따라 생산되는 과일이나 채소를 먹었다. 하지만 요즘은 비닐하우스에서 사시사철 생산되는 과일이나 채소를 언제든지 먹을 수 있다. 그렇다면 비닐하우스에서 속성으로 재배한 과일과 채소는 과연 안전할까.

우선, 충분한 햇빛을 받지 못했기 때문에 연약할 뿐만 아니라 미량 영양소(단백질·탄수화물·지방을 제외하고 비타민·무기질·피토케미칼 등의 영양소)의 함량 역시 매우 부족하다고 할 수 있다.

옛날에는 휴경(부치던 땅을 농사짓지 않고 얼마 동안 묵히는 일)을 해서 땅을 충분히 쉬게 한 후 과일이나 채소를 재배했다. 그 결과, 신선하고 영양적으로도 우수한 과일과 채소를 먹을 수 있었다. 하지만 요즘은 어떤가.

비닐하우스를 통해 일 년 내내 과일과 채소를 재배할 수 있게 되었다. 그 결과, 식물이 원하는 영양분이 고갈될 뿐만 아니라 땅 역시 쉴 틈이 없기 때문에 죽어갈 수밖에 없다.

중요한 것은 식물성 식품의 셀레늄과 같은 미량 영양소의 함량은 물론 동물성 식품의 셀레늄 함량 역시 땅의 역할이 절대적으로 중요하다는 사실이다. 때문에 화학비료나 농약을 사용해서 재배하거나 비닐하우스에서 재배한 채소나 야채, 과일보다는 자연에서 유기농법으로 재배한 채소와 야채, 과일이 영양적인 면에서 훨씬 더 우수하다고 할 수 있다.

예를 들면, 같은 토마토라도 화학비료를 사용해서 재배한 것은 유기농으로 재배한 것보다 비타민C 함량이 절반 이하로 떨어지며, 시금치의 철분 역시 화학비료로 재배할 경우 1/3 이하로 떨어지게 된다. 또한 필자가 대학 실험실에서 직접 분석해본 결과, 야생 더덕의 경우 인공으로 재배한 것보다 식이섬유 함량이 훨씬 더 높은 것으로 나타났다. 이는 야생에서 자란 산삼이 인공적으로 재배한 인삼보다 약효가 훨씬 더 뛰어난 것과 같은 이치다.

안전한 먹거리로 가족의 건강을 지키자

최근 들어 친환경 식품에 대한 수요가 급속히 늘고 있다. 가격 역시 내려가고 있는 추세이다. 일례로, 미국에서는 1990년대 후반부터 채소·과일·고기·계란·자연식품 등 먹거리 대부분을 친환경 농법으로 재배하고 키운 식품만을 전문적으로 취급하는 대형 슈퍼마켓이 큰 인기를 끌고 있다.

우리나라 역시 최근 들어 유기농 식품업체들이 무섭게 성장하고 있는 추세다. 불황 속에서도 유기농 시장이 커지는 배경으로는 웰빙 열풍으로 인한 먹거리에 대한 관심 증대와 맞벌이 가구가 늘어나는 사회 구조적인 변화를 꼽을 수 있다. 특히 소득 수준이 높고 건강에 관심이 높은 사람들일수록 먹을 것만큼은 제대로 된 것을 먹자는 생각이 강한 것으로 나타났다.

한국농촌경제연구원의 조사에 의하면, 2012년 4조 원에 머물렀던 유기농 시장이 2020년에는 7조 원을 넘어설 것으로 나타났다. 이는 전체 농산물 시장의 20%에 가까운 수치다.

중국산 식품에 대한 불안감으로 친환경 식품을 찾는 경우도 많다. 그도 그럴 것이 멜라민 파동으로부터 시작해 불임을 유발할 수 있는 오이까지 중국산 불량식품 파문이 끊이지 않고 있다. 여기에 일본 방사능 공포까지 겹쳐 친환경 식품을 찾는 사람들이 갈수록 증가하고 있다.

하지만 장점이 있으면 단점도 있는 법. 가장 큰 문제는 역시 가격이다. 일반 농산물에 비해 유기농 식품의 경우 1.8~2배, 무농약 식품은 1.4~1.8배, 저농약 식품은 1.3배 정도 비싼 편이다. 그럼에도 불구하고, 친환경 식품 시장이 성장하고 있는 이유는 그만큼 먹거리와 건강에 대한 관심이 증가하고 있다는 반증이다. 그러므로 가족의 건강을 생각한다면 값이 조금 더 비싸더라도 친환경농산물을 먹어야 한다.

가격이 부담스럽긴 하지만 안전한 먹거리로 가족의 건강과 생명을 지킬 수 있다면 결코 비싼 것이 아니기 때문이다. 개인적인 생각으로는 하우스에서 기른 것보다는 텃밭에서 기른 유기농 채소를 구입하는 것이 좋다. 너무 비싸서 구입이 망설여진다면 새벽시장이나 농산물 도매시장, 재래시장 등에 나가서 농가에서 직접 기른 농산물을 구입하는 것 역시 좋은 방법이다.

로컬푸드를
먹어야 하는 이유

지역에서 생산된 식품이 가장 안전하고 우수하다

1960년대까지만 해도 대부분의 집에 텃밭이 있어서 먹거리를 자급자족했다. 그러나 산업화가 진행되면서 먹기 편리한 가공식품들이 유행하기 시작했다. 나아가 경제 수준이 상승함에 따라 식품제조 회사들이 점점 더 대형화되고, 다국적화되어 감에 따라 식품이 운반되는 거리 역시 점점 늘어나고 있다.

실례로, 현재 세계에서 거래되는 곡물의 70~80%는 미국의 두 개 식품회사에 의해 취급되고 있다. 식품을 전세계로 유통시키기 위해서는 가공하거나 냉장시켜 저장기간을 늘려야 한다. 특히 저장기간을 늘리려면 방부제의 사용이 불가피하다. 여기에 수입 식품의 경우 장기간 대량 수송이 필요하기 때문에 농약이나 훈증제의 사용 역시 인정되고 있다.

현재 우리나라의 식량 자급률은 30%가 채 되지 않는다. 이에 따라

국내에서 소비되고 있는 밀·콩·옥수수 등은 거의 90% 이상을 외국에서 수입하고 있으며, 고기류 역시 60% 이상을 수입에 의존하고 있다.

중요한 것은 수입 식품들 중에는 유전자 조작이 의심스러운 경우가 많다는 것이다. 특히 콩·옥수수·면화 등의 상당량은 수확량을 늘리기 위해 유전자를 조작해 재배하는 경우가 많다. 가축 역시 대량으로 사육해서 공급하다 보니 광우병·구제역·조류독감 등에 감염된 고기가 적지 않다. 따라서 이와 같이 의심스러운 식품을 먹지 않기 위해서는 유통거리가 짧고, 지역 내에서 생산된 안전한 먹거리를 먹는 것이 좋다.

그렇다면 여기서 한 가지 의문이 든다. 요즘처럼 과학기술이 발전한 시대에 지역에서 생산되는 식품이 반드시 질과 영양적인 면에서 더 뛰어나다고 할 수 있을까.

지역에서 재배되는 재래품종은 그 지방의 기후와 풍토 그리고 그 지역 사람들의 기호 및 용도에 맞는 특성을 가지고 있다. 예를 들면, 서양 사람들은 콩을 기름을 짜는 용도로만 사용해왔기 때문에 지방의 함량이 높은 반면, 우리나라 사람들은 콩을 된장·간장·콩나물·두부용으로 많이 사용하기 때문에 단백질 함량이 훨씬 더 높다. 그 결과, 영양적인 면에서도 큰 차이가 난다.

지역에서 생산되는 식품이 좋은 또 다른 이유는 신선할 뿐만 아니라 영양가 역시 훨씬 더 높기 때문이다. 이는 생산된 직후에 가공하거나 냉장과정을 거치지 않기 때문이다.

지역에서 생산된 농산물을 먹는 것은 지역경제를 살리는 일이기도 하다. 그 결과, 현재 전세계적으로 지역에서 생산된 식품을 먹자는 운동이 활발하게 벌어지고 있다. 이에 따라 지역에서 생산된 농산물 목록을 만들어 소비자들에게 알리기도 하고, 새벽시장이나 농산물 직거래시장 등을 열어 직거래로 판매하기도 한다. 소규모 농장의 경우 각종 농산물과 채소를 유기농으로 재배한 후 인터넷으로 주문받아 배달해주기도 한다. 미국의 예만 보더라도 2000년에 2천8백여 곳의 농산물 직거래 장터가 운영되던 것이 2008년에는 4천6백여 곳으로 급증했다.

우리나라 역시 2015년 5월 현재 전국적으로 50여 개의 로컬푸드 직매장이 운영되고 있으며 계속해서 증가하는 추세다.

최근에는 로컬푸드 열풍을 타고 자신이 먹을 음식을 직접 재배해서 먹는 사례도 늘고 있다. 실례로, 서울과 같은 대도시에는 주민들이 함께 모여 만든 공동 텃밭이 적지 않다.

이와 같은 사실들은 그만큼 국적 불명, 생산과정 불명의 먹거리에 대한 소비자의 불신이 클뿐만 아니라 안전한 먹거리에 대한 관심이 점점 커지고 있음을 말해준다.

조상들이 먹던 음식이 우리 몸에 가장 좋다

토종 종자로 생산된 식품은 거의 모두 거친 식품이라고 할 수 있다. 하지만 안타깝게도 토종 종자가 점점 사라지고 있다. 미국의 다국적 종자회사가 생산량이 많은 종자를 개발해 전세계에 공급하고 있기 때문이다. 이에 미국 내 슬로푸드 운동본부에서는 과거 원주민들이 재배해오던 '이로쿼이스(Iroquois)'라는 백색 옥수수 종자의 복원을 추진하고 있다. 이 백색 옥수수는 미국의 개척시대였던 수백 년 전부터 미국 동부지역에서 오랫동안 재배되어 왔던 것으로 그 맛과 향이 매우 독특할 뿐만 아니라 영양가 역시 높은 것으로 알려져 있다. 하지만 수확량이 많은 노란색 신품종에 밀린 나머지 더 이상 재배하지도 않을 뿐더러 종자마저 찾아보기 힘들게 되었다.

토종 종자를 보존하려는 노력은 가축 역시 마찬가지다. 프랑스와 벨기에서는 자연 상태에서 천천히 자라는 토종닭에 인증마크를 붙여 판매하고 있다. 보통 시중에서 우리가 먹는 닭은 대부분 미국의 병아리 종자 회사들이 빨리 성장하는 품종을 개량한 것으로 42일이 되면 다 자라서 판매가 가능하다. 반면, 토종 품종은 성장하기까지 그 두 배인 81일 동안 사육해야 한다. 하지만 그 육질과 향미는 개량 품종에 비할 바가 아니다.

색다른 밥상,
컬러 채소의 힘

색과 향이 진한 음식이 우리 몸을 지킨다

자연의 모진 환경 속에서 자란 거친 식물은 온실에서 곱게 자란 부드러운 식물에 비해 색과 향이 훨씬 더 진하고 다양하다. 이는 성장하는 동안 햇빛을 많이 받아 색이 진해진 탓도 있지만 모진 환경을 이겨내고 해충이나 병균으로부터 자신을 보호하기 위해서 식물체 스스로 여러 가지 화학 물질을 만들어내기 때문이다.

이처럼 식물체가 자연적으로 만들어내는 화학물질을 통틀어서 '파이토케미칼(Phytochemical)', 즉 '식물성 화학물질' 또는 '생리활성물질'이라고 한다. 햇빛을 받아 만들었다고 해서 '광합성물질'이라고도 부른다. 질병과 싸우는 물질이라고 해서 '파이트 - 오 - 케미칼(Fight-o-chemical)'이라고 부르는 사람도 있다.

파이토케미칼은 원래 식물체가 자신의 몸을 보호하기 위해 만든 물질이다. 하지만 이러한 물질이 우리 몸속에 들어오면 유용한 영양소로서 큰 효능을 발휘하게 된다. 면역력을 높여주고, 혈액 중의 콜레스테롤 양을 저하시켜 심장질환을 예방해줄 뿐만 아니라 각종 암과 성인병을 예방하고 치료해주는 것이다. 따라서 식물체 뿐만 아니라 우리 인간들에게도 반드시 필요한 물질이라고 할 수 있다.

파이토케미칼은 주로 적색·황색·녹색 등의 진한 색이나 냄새가 독특한 물질에 많이 들어 있으며, 곡물이나 과일, 채소의 껍질 속에 특히 많다. 즉, 부드러운 음식보다는 거친 음식에 훨씬 더 많이 들어 있는 것이다. 이에 색이 진하고, 향기가 진하며, 씹는 감촉이 있는 거친 음식일수록 파이토케미칼을 많이 함유하고 있다고 할 수 있다.

인체에 유해한 활성산소를 제거하는 컬러 채소

산소는 인체를 유지하는데 있어 반드시 필요한 물질이다. 그러나 우리 세포 내에서 소비되는 산소의 약 1%는 중금속과 같은 여러 가지 유해물질에 의해 몸에 유해한 활성산소로 바뀐다.

활성산소는 반응성이 뛰어난 산소로 체내의 세균·곰팡이·바이러스·암세포를 죽이기 위해 세포가 만들어낸 화학무기이다. 하지만 활성산소가 지나치게 많으면 정상세포까지 공격한 나머지 세포에 심한 손상을 일으키는 것은 물론 각종 피부질환·치매·파킨슨병·루게릭병·간질환·암까지 유발할 수 있다.

식물체의 색소에는 이런 활성산소를 제거해주는 항산화제 역할을 하는 물질이 풍부하게 들어 있다. 대표적으로 녹색의 무청·시금치·양배추·브로콜리·풋고추·감자 등에 많이 들어 있는 비타민C

와 아스코르빈산, 녹색 채소나 곡물의 씨눈에 많이 들어 있는 비타민 E와 토코페롤 등이 있다. 또 당근과 같은 주황색 채소에 들어 있는 베타카로틴, 토마토의 연한 적색에 들어 있는 라이코펜, 녹차나 감잎과 같은 녹색에 들어 있는 카테킨, 홍차에 들어 있는 적색의 테아플라빈(Theaflavin) 등도 항산화제 역할을 해 암을 예방한다. 마늘·양파·부추에 들어 있는 유황화합물의 일종인 알리신 역시 항산화물질로 암 예방 및 지방 분해를 촉진해 비만을 예방한다.

거친 음식일수록 파이토케미칼 함유량이 높다

우리가 먹는 현미·보리·잡곡 등에는 피틴산·아라비노자일란·리그닌·폴리페놀·사포닌 등 여러 가지 생리활성물질이 들어 있다. 이런 물질들은 콜레스테롤의 합성을 방해할 뿐만 아니라 발암물질이 생기는 것을 막아 대장암의 발생을 억제시킨다.

특히 도정하지 않은 곡류나 채소류에 들어 있는 식이섬유, 과일에 들어 있는 펙틴, 미역이나 다시마에 들어 있는 알긴산 등은 포만감을 느끼게 하고, 발암물질을 흡착해 배출시키는 역할을 한다. 또한 보리나 귀리, 버섯 등에 들어 있는 베타글루칸은 작은창자에서는 분해되지 않지만 대장에 들어가면 세균에 의해 분해되어 크기가 작은 지방산으로 변하며, 간으로 옮겨가 콜레스테롤 합성을 억제하는 역할을 한다.

최근 미국 곡물학회에서는 보리에 대한 연구가 한창 진행 중에 있다. 보리에 풍부한 베타글루칸에 주목하고 있기 때문이다. 몇 십 년 전만 하더라도 봄이 되면 식량이 다 떨어져 초근목피로 살아야 했던 시절이 있었다. 보리를 수확하는 6월 초까지 먹을 것이 없어 '보릿고 개'라고 부르기도 했다. 그러던 보리가 이제는 건강식이 되어 연구대 상이 되고 있는 것이다. 먹을 게 없어서 할 수 없이 먹었던 보리밥이 알고 보니 건강식이었던 것이다.

동양인들이 서양인들에 비해 유방암이 적은 이유는 콩과 같은 두 류식품을 많이 먹기 때문이다. 콩, 팥 등의 두류에는 이소플라본이라 는 물질이 풍부하게 들어 있는데, 이소플라본은 에스트로겐과 유사 한 항산화물질로 기억력을 좋게 할 뿐만 아니라 골다공증과 유방암 등의 암을 예방하는 효과가 있다.

한편, 브로콜리 · 케일 · 사과 · 포도 · 양파 · 파 · 마늘 · 녹차 등에 는 쿼세틴이라는 플라보노이드가 들어 있어 손상된 모세혈관을 치유 해 동맥경화나 심장질환을 예방한다. 또한 적색포도 · 흑미 · 검은콩 과 자두에 들어 있는 적색색소인 '안토시아닌' 역시 플라보노이드의 일종으로 강력한 항산화작용이 있어 심장질환이나 뇌졸중의 위험을 줄인다.

김 · 미역 · 다시마 등 녹색을 띠는 해조류는 녹색의 엽록소와 식 이섬유와 비타민을 많이 함유하고 있다. 또 바닷물 속에 들어 있는 칼슘 · 철분 · 요오드 등의 무기질 역시 풍부해 혈압 저하 및 콜레스 테롤 감소 · 뇌일혈 예방 · 항암 효과 등이 있다.

이처럼 도정하지 않은 곡물과 과일, 채소, 해조류 등의 거친 식물의 진한 색소에는 파이토케미칼이 풍부하게 들어 있다. 색깔에 따라 그 종류와 효능 역시 다양하다. 이에 파이토케미칼이 풍부한 식품을 섭취하면 여러 가지 질병을 예방할 수 있다. 나아가 식품 자체가 거칠기 때문에 소화가 느리게 진행되고 포만감을 줘 체중 조절에도 큰 도움이 된다. 때문에 가능하다면 색이 진한 식물의 줄기·뿌리·잎 등을 있는 그대로 통째로 먹는 것이 좋다.

질병을 예방하고 치료하는 거친 음식

식품	성분	효능
현미 · 보리 · 잡곡	파틴산 · 아라비노자일란 · 리그닌 · 폴리페놀 · 사포닌	콜레스테롤 저하 및 발암물질 생성 억제
보리 · 귀리 · 버섯	베타글루칸	콜레스테롤 저하
무청 · 시금치 · 양배추 · 브로콜리 · 풋고추 · 감자	아스코르빈산	항산화제(항암작용)
녹색채소 · 씨눈	토코페롤	항산화제(항암작용)
당근	베타카로틴	항산화제(항암작용)
토마토	리코핀	항산화제(항암작용)
녹차 · 감잎	카테킨	산화방지제(항암작용)
홍차	테아플라빈	산화방지제(항암작용)
마늘 · 양파 · 부추	알리신	산화방지제 및 지방 분해
콩류	이소플라빈	골다공증 예방 및 항암작용
브로콜리 · 사과 · 포도 양파 · 마늘 · 녹차	퀘세틴	심장질환 예방
적포도 · 흑미 · 검은콩	안토시아닌	심장질환 예방
미역 · 다시마	알긴산 · 엽록소	혈압 저하 및 발암물질 배출

작은 씨앗 속에 숨겨진
건강의 비밀

발아식품에는 생명력이 깃들어 있다

발아식품이 건강에 좋다는 연구결과가 발표되면서 발아식품에 대한 관심이 부쩍 높아졌다. 그러나 우리 조상들은 이미 오래 전부터 발아식품을 먹어왔다. 보리를 발아시킨 후 엿기름을 만들어 고추장과 식혜를 만들어 먹었고, 콩이나 녹두를 발아시켜 콩나물과 숙주나물을 만들어 먹었다.

발아시킨다는 것은 살아 있는 씨앗을 물에 불린 다음 어두운 곳에서 싹을 틔우는 것을 말하는 것으로, 생명력이 깃들어 있다는 뜻이기도 하다. 이는 발아과정에서 비타민이나 생리활성물질이 많이 생기기 때문이다.

현미 · 보리 · 밀 · 메밀 · 검은콩 · 녹두 등 거의 모든 씨앗은 생명력이 깃들어 있기 때문에 싹이 튼다. 단, 백미처럼 도정을 해서 씨눈이 제거되었거나 너무 오래된 것은 생명력이 없기 때문에 싹이 트지 않는다.

원래 곡물이나 채소를 날로 먹으면 씹기 어렵고 소화 역시 더디게 되기 마련이다. 하지만 발아시킨 후 먹게 되면 한결 더 부드러워져서 먹기도 쉬울 뿐만 아니라 발아하는 동안 각종 소화효소가 생성되어 소화 역시 잘 되게 된다. 특히 현미와 같은 곡물은 발아과정에서 감마오리자놀이라는 생리활성물질이 크게 증가한다.

감마오리자놀은 신경세포의 흥분을 억제하는 물질로 중풍 및 치매 예방, 불면증 등에 큰 효과가 있으며, 기억력 증진, 혈압 저하에도 효과가 있는 것으로 알려져 있다. 아울러 호르몬의 분비를 조절해 두통·권태·피로·식욕부진 역시 해소한다.

현미나 보리를 발아하는 과정에서 증가하는 생리활성물질로 아라비노자일란 역시 빼놓을 수 없다. 아라비노자일란은 '아라비노스'와 '자일로스'로 구성되어 있는 헤미셀룰로스의 일종으로 곡물 씨앗 내 종피와 배아에 주로 분포되어 있는데, 보리에는 5.9%, 현미에는 1.2%가 들어 있다. 특히 아라비노자일란은 물을 흡착하는 성질이 있을 뿐만 아니라 점성이 있기 때문에 포만감을 준다. 이에 음식물의 섭취를 줄여 체중을 감소시키는 효과가 있다.

아라비노자일란은 소장에서는 분해되지 않지만 대장에서 세균에 의해 발효되어 브티릭산과 같은 저분자의 지방산으로 분해된다. 그 결과, 간에서 콜레스테롤의 합성을 저해하고, 발암물질의 생성을 저해하여 대장암의 발생을 억제한다. 또 혈당이 높은 사람에게 아라비노자일란을 투여하고 2시간 후 혈당을 다시 측정한 결과, 혈당량이 현저히 낮아졌다는 연구결과 역시 있다.

한편, 곡물에 들어 있는 피틴산은 발아 과정에서 이노시톨로 변한다. 이노시톨은 비타민B의 일종으로 지방의 분해와 연소를 촉진시키는 성질이 있어 동맥경화 및 지방간, 비만 치료에 이용된다. 또한 콩의 경우에는 비타민C가 전혀 없으나 발아시켜 콩나물이 되면 비타민C가 생성된다.

집에서 발아식품 만들어 먹기

집에서도 발아식품을 쉽게 만들어 먹을 수 있다. 20℃ 정도의 미지근한 물에서 씨앗을 4~6시간 정도 잘 불린 후 싹을 틔울 수 있는 용기에 담아 발아시키면 된다.

발아 용기로는 콩나물 자동재배기가 적합하며, 재래시장이나 인터넷 쇼핑몰 등에서 쉽게 구할 수 있다.

발아시키는 동안에는 온도 관리가 특히 중요하다. 온도가 너무 낮으면 싹이 더디게 나고, 온도가 너무 높으면 씨앗이 썩기 때문이다.

보통 15~20℃ 정도의 따뜻한 곳에 두면 싹이 트기 시작한다. 따라서 겨울에는 따뜻한 곳에서, 여름에는 서늘한 곳에서 재배하는 것이 좋으며, 재배 온도를 고려해 겨울에는 미지근한 물을, 여름에는 차가운 물을 주는 것이 좋다.

씨앗이 발아할 때는 산소가 필요하다. 따라서 하루에 1~2회 정도 물을 갈아주는 것이 좋다. 수분과 산소를 동시에 보급할 수 있기 때문이다. 그러면 며칠 후 종자에서 초록색 잎사귀가 발아되는 것을 볼 수 있다. 그 후 3~4일 정도 싹을 더 틔운 다음 냉장고에 보관하거나 베란다 햇빛에 말려두면 오랫동안 보관할 수 있다.

식품첨가물의 두 얼굴

몸 안에 독소가 쌓이고 있다

성인 남녀 6,000명을 대상으로 국가별 체내 유해화학물질 농도를 조사한 결과, 우리나라 성인의 혈중 수은 농도는 3.08mg으로 다른 나라에 비해 월등히 높은 것으로 나타났다. 또한 국민 일인당 1년 동안 섭취하는 식품첨가물의 양의 경우 일인당 24kg가 넘는 것으로 나타났다.

우리 몸에 축적되는 독소는 대부분 먹거리가 그 원인이다. 그 중 가장 많은 양을 차지하는 것이 인스턴트식품 속에 들어 있는 화학첨가물이다. 특히 아이들이 좋아하는 햄이나 소시지와 같은 육가공식품 속에 들어 있는 아질산나트륨은 체내에서 단백질과 결합해 발암물질을 생성하게 되는데, 이는 해독을 담당하는 간과 신장에 무리를 주고 장내 미생물 생태계를 어지럽혀 각종 질병을 일으키는 것은 물론 노화를 촉진하게 된다.

식품첨가물은 수천 년 전부터 사용되어 왔다. 단맛을 내기 위해 설탕을 쓰고, 짠맛을 내기 위해 소금을 써 왔다. 그러나 몇 가지에 불과하던 것이 요즘에는 첨가물이 들어 있지 않은 식품을 찾아보기가 더 어렵게 되었다.

현재 방부제 · 인공색소 · 인공향료 · 인공감미료 · 산화방지제 · 표백제 · 발색제 · 화학조미료 등 약 2,000여 종이 넘는 각종 합성 화학 물질이 식품의 맛과 모양을 예쁘게 하고 보존기간을 늘리기 위해 사용되고 있다.

가장 많이 사용되고 있는 첨가물로는 색소 · 향료 · 소금 · 설탕 등이 있다. 빵과 식육제품, 청량음료 등은 오랫동안 보존하기 위해 방부제를 첨가하며, 기름에 튀긴 식품들은 공기 중에 있는 산소에 의해서 지방이 분해되어 냄새가 나는 것을 방지하기 위해 산화방지제를 사용한다. 또한 식품 제조과정에서 기름과 잘 섞이도록 하기 위해서 유화제를 사용하기도 하며, 감촉이 좋아지도록 점착제를, 빵이 더 잘 부풀 수 있도록 팽창제를, 하얗게 만들기 위해서 표백제를 사용하기도 한다.

입맛 돋우는 식품첨가물, 몸에는 독소

첨가물 제조업자들은 새로운 식품첨가물의 사용 허가를 받기 위해 동물 실험을 실시한다. 그리고 그 물질이 암을 유발하는지는 않는지, 기형아를 출산할 가능성은 없는지, 알레르기를 일으킬 우려는 없는지 등에 관한 다양한 실험 결과를 정부에 제출한다. 그러나 여기에 허점이 있다. 동물과 사람은 유전자 및 인체 조직이 명백히 다르다는 것이다. 때문에 동물 실험만으로는 첨가물이 안전하다고 보장할 수 없다.

이를 반증하듯 사용이 허가된 첨가물이 다른 실험에서는 유해하다는 결과가 나와 사용이 금지된 경가 적지 않다. 예를 들면, 적색 1·2·4·5호, 황색1·2·3호 등 인공색소가 사용 금지되었으며, 황색4호는 천식 및 두드러기를 일으켜 사용을 제한하고 있다. 또한 합성 산화방지제 역시 암을 유발할 수 있다는 결과가 나와 사용이 금지되었다.

식품첨가물이 우리 아이를 아프게 한다

"식품첨가물이 인간의 뇌를 공격한다. 치매와 자폐아 등 각종 뇌질환도 음식에 포함된 각종 화학첨가물이 뇌에 지속적인 작용을 한 결과다."

독일의 대표적 시사주간지 〈슈피겔〉의 편집자를 지낸 한스 울리히 그림은 알츠하이머 전문의와 자폐아 전문의 등을 인터뷰해《내 아이의 뇌를 공격하는 나쁜 식품들》이란 책에서 이같이 주장한 바 있다. 그동안 식품첨가물이 우리 몸에 좋지 않다는 사실은 많이 알려졌지만, 인간의 뇌를 파괴해 각종 뇌질환을 야기한다는 얘기는 거의 없었다는 점에서 이는 주목할 만 얘기이다.

이를 반증하듯 최근 들어 주의력이 부족하고 산만한 나머지 집중을 하지 못하거나 지나치게 행동하는 '과잉행동장애(ADHD)'를 보이는 아이들이 많다. 당연히 그런 아이들은 학교생활에서도 큰 어려움이 따를 뿐 아니라 학업 성적 역시 떨어지며, 일상생활에서도 심각한 문제를 야기한다.

한 연구 보고서에 따르면, 1994년 우리나라 ADHD 아동의 수는 7.6%에 불과했지만, 2007년 4월 학교보건진흥원 발표에서는 두 배 가까이 늘어난 13.3%를 기록한 것으로 나타났다. 그 이유는 과연 무엇일까.

활발한 두뇌 활동을 위해서는 많은 에너지가 필요하다. 이 에너지를 공급해주는 것이 바로 음식이다. 하지만 공부에 쫓긴 나머지 아침밥을 거르는 아이들이 적지 않다. 더욱이 식생활이 서구화되면서 아이들이 먹는 음식 대부분이 당분과 지방 함량이 높은 것으로 바뀌었다. 바로 이런 음식들이 아이들의 뇌 활동에 지장을 주고 주의력 결핍을 일으키게 하는 가장 큰 원인이다.

미국의 알레르기 전문의인 파인골드 박사는 1973년 정서가 불안하고 난폭하며 주의 집중력이 떨어지는 아이들일수록 식품첨가물이 든 음식을 자주 섭취한다는 사실을 밝힌 바 있다. 그에 의하면, 식품에 첨가되는 인공색소와 향료·방부제 등이 과잉행동장애를 유발하는 것으로 나타났다.

영국 서레이대학 닐 워드 교수 역시 특정한 인공착색료가 아이를 난폭하게 만든다는 연구 결과를 발표했다. 그는 "정크푸드에 들어 있는 많은 양의 인공감미료와 인공착색료가 뇌를 손상시킨다"고 주장했다. 이에 대해 미국 듀크대학 코너스 박사는 과잉행동장애가 있는 아이들에게 아침식사로 질 좋은 단백질을 공급한 결과, 증상이 호전되었다고 밝혔다.

가공식품은 피하는 것이 상책

그렇다면 인공첨가물 대신 천연첨가물을 사용하면 이 문제를 해결할 수 있지 않을까. 그렇다. 가장 좋은 것은 인공첨가물 대신 천염첨가물을 사용하는 것이다. 하지만 여기에는 문제가 있다. 천연첨가물이 매우 부족할 뿐만 아니라 값 역시 비싸다는 것이다. 또한 암과 같은 치명적인 질병을 유발할 수 있을 뿐만 아니라 알레르기를 일으킬수도 있다. 그렇다면 반드시 피해야 할 식품첨가물에는 어떤 종류가 있을까.

최근 논란이 되고 있는 식품첨가물에는 타르계 색소와 보존료인 안식향산나트륨, 소시지 등의 색을 내는 아질산염, 표백제로 사용되는 아황산염 등이 있다.

적색 2, 3호 등 먹거리에 널리 쓰이는 타르계 색소는 대표적인 발색용 첨가물로 아토피 피부염과 암, 천식 등 각종 질병을 유발하거나 악화시킬 수 있다는 주장이 끊임없이 제기되고 있다.

햄의 색을 내고, 썩는 것을 방지하기 위해 사용하는 아질산염 역시 마찬가지다. 아질산염을 많이 먹게 되면 빈혈과 저혈압 · 암 등을 유발할 수 있다는 연구 결과가 다수 있다. 이에 임산부와 4개월 미만의 유아, 빈혈을 앓고 있는 사람은 아질산염이 들어 있는 식품의 섭취를 반드시 피해야 한다.

도라지등의 식품 표백제로 널리 사용되고 있는 아황산염 역시 주의가 필요하다. 특히 천식 환자와 아황산 알레르기가 있는 사람이 이를 먹게 되면 치명적인 결과를 유발할 수 있기 때문에 반드시 피해야 한다.

　그밖에도 다수의 인공첨가물이 식품의 맛과 보존을 위해서 사용되고 있다. 이에 소비자의 현명한 선택과 사용이 필요하다.

　따라서 가공식품은 피하는 것이 상책이다. 따라서 가정에서 요리를 할 때도 화학조미료 보다는 다시마나 멸치를 이용해서 국물을 낸 뒤 사용하는 것이 좋다. 그러나 어쩔 수 없이 가공식품을 이용해야 한다면 어떤 첨가물이 들어 있는지 잘 살핀 후 가능한 한 인체에 해로운 첨가물이 덜 들어 있는 것으로 구입하는 것이 좋다.

거칠게 먹어라

곡물은 가공할수록 좋은 성분이 제거된다

몇 십 년 전만 하더라도 밀 · 메밀 · 수수 등은 맷돌로 거칠게 부수어 먹었다. 또 도정공장에서도 쌀이나 보리를 원하는대로 도정해줘 거친 상태로 먹을 수 있었다. 하지만 도정기술이 발달하면서 백미나 흰 밀가루가 그것을 대신하게 되었다.

알다시피, 곡물은 거친 상태로 먹어야만 비타민B_1 · B_2 · B_3 등과 철분 · 셀레늄 · 아연 등의 무기질을 섭취할 수 있다. 특히 비타민 중에서도 B_1이 부족하면 식욕감퇴 · 허약체질 · 우울증 등이 나타날 수 있는데, 거친 곡물이 이 비타민을 공급할 수 있는 가장 중요한 식품 중 하나이다. 또한 곡물에는 변비를 예방해주고, 콜레스테롤 함량을 낮춰주는 식이섬유가 풍부하게 들어 있다. 특히 이런 영양분은 곡물의 씨눈과 겨에 대부분 들어 있다. 하지만 도정이나 제분과정에서 대부분 벗겨 나가기 때문에 백미나 밀가루에는 그 양이 매우 적게 들어 있다. 때문에 곡물은 도정하지 않는 상태, 즉 씨눈과 겨가 남아 있는 상태로 먹는 것이 좋다. 현미나 통밀가루 등이 바로 그것이다.

세계적으로 유명한 장수마을 사람들은 아직도 곡물을 거칠게 부수어 먹는다. 이를 방증하듯, 최근 우리나라에도 소비자들이 직접 소형 도정기로 껍질의 절반 정도만 제거해 살 수 있는 곡물 가게가 등장해 큰 인기를 끌고 있다. 아직은 극소수에 불과하지만 거친 음식의 중요성을 깨닫고 전통 방식으로 음식을 만들어 먹으려는 사람들이 점점 늘어나고 있는 것이다.

전통방식이 맛과 영양을 지킨다

세계적으로 유명한 장수마을 중 한 곳인 코카서스(Caucasus, 러시아 남서부와 그루지야. 지금의 조지아·아제르바이잔·아르메니아)에서는 아직도 거친 곡물가루를 이용해 오랫동안 발효시키는 전통적인 방식으로 빵을 만들어 먹는다.

식품을 정제되지 않은 거친 상태로 먹는 것은 쉽지 않은 일이다. 그러나 이를 직접 실천해 사업화 한 사람이 있다. 이탈리아의 제분업자 소브리노(Sobrino)가 바로 그다.

그는 브라(Bra)라는 작은 도시 근처에 버려진 아주 오래된 제분소를 인수해 맷돌을 이용해서 거친 밀가루를 만든 후 설탕과 이스트, 방부제를 전혀 사용하지 않고 전통적인 방법으로 빵을 만들었다. 그러다보니 보통 빵은 2~3시간이면 만드는 데 비해 그의 빵은 완성되기까지 무려 5일이 걸린다. 이에 처음에는 많은 사람들이 바보 같은 짓이라며 그를 비웃기 일쑤였다. 하지만 씹을수록 고소하고 독특한 맛으로 인해 지금은 고급 레스토랑들로부터 주문이 쇄도하고 있다.

현재 미국에서 판매되고 있는 빵의 약 20%는 통밀로 만든 건강빵이다. 최근 들어 국내에서도 건강을 위해 통밀로 만든 빵을 찾는 사람이 점점 늘고 있다. 먹기에는 다소 딱딱하고 거칠지만 건강을 위해서 그런 불편쯤은 충분히 감수하는 것이다.

가축 항생제가
우리 몸에 미치는 영향

미국산 육류의 95%가 가축 항생제 사용

최근 항균제와 항생제, 성장촉진제, 유전자 조작 사료를 먹여 키운 가축이 문제가 되고 있다.

2014년 11월 5일자 〈월스트리트저널〉에 의하면, 미국산 육류와 가금류 중 성장 촉진을 위해 항생제를 투여하는 비율이 무려 95%에 달한다고 한다. 문제는 이 경우 내성이 생긴 변종 바이러스의 출현으로 인해 인간에게도 막대한 피해가 돌아올 수 있다는 것이다. 따라서 다이옥신 같은 화학물질은 주로 지방에 녹아있으므로 육류 섭취시 기름기를 떼고 먹는 것이 좋으며, 구이보다는 국이나 수육, 조림, 전골로 먹는 것이 안전하다.

가축은 본래 농촌에서 부업으로 키우던 것으로 방목해서 키울 수 있는 초식동물이 대부분이었다. 그러다보니 먹는 사람도 안심할 수 있었고, 건강에도 아무런 염려가 없었다. 하지만 지금은 사정이 180도

달라졌다. 대량으로 집단 사육장에 가둔 뒤 사료를 먹여 기르고 있기 때문이다. 그 결과, 광우병 · 콜레라 · 구제역 · 조류독감 · 브루셀라병 · 탄저병 · 결핵 등이 극성을 부리게 되었다. 문제는 이런 질병들이 발병하면 같은 사육장에 있는 건강한 가축들까지도 생매장해야 하기 때문에 그 피해가 막심하다는 것이다.

그 원인은 가축에게 먹이는 사료에 있다. 질병을 예방하고 성장을 촉진시키기 위해 사료에 각종 항균제와 항생제를 첨가하기 때문이다. 실례로, 미국에서 생산되는 전체 항생제의 약 40%가 가축의 성장 촉진과 질병 예방을 위해 사료에 첨가되고 있다.

항생제 역시 농약과 마찬가지로 우리가 먹는 우유나 고기 등의 축산물에 일부가 남아 있을 수 있다. 하지만 대부분 미량이기 때문에 급성 독성은 일으키지 않지만 오랫동안 섭취하게 될 경우 만성중독뿐만 아니라 알레르기를 일으킬 수도 있다. 더 큰 문제는 항생제 남용으로 인해 항생제에 대한 내성이 있는 슈퍼박테리아가 생겨날 수 있다는 것이다. 나아가 그로 인해 지금까지 없었던 무서운 질병이 생겨날 수도 있다는 데 그 심각성이 있다.

자연에서 천천히 기른 동물의 고기가 가장 안전하다

소에서 자주 나타나는 광우병은 '프리온'이라는 바이러스보다도 더 작은 물질이 소의 뇌속에 들어가 뇌를 스펀지 형태로 만들어 죽게 만드는 병이다. 아직까지 정확한 원인은 밝혀지지 않았지만 초식

동물인 소에게 동물의 뼈와 살을 갈아서 만든 사료를 먹이는 것이 그 원인 중 하나로 알려져 있다. 따라서 집단으로 사육한 소나 돼지의 고기보다는 자연에 방목해서 천천히 기른 동물의 고기를 먹는 것이 좋다.

세계적인 장수마을인 코카서스 지방에서는 소나 염소를 방목해서 기른다. 그런 동물의 고기는 다소 질기기는 하지만 품질 면에서는 최고로 평가받고 있다. 실례로, 집단으로 사육한 소의 경우 운동량이 적기 때문에 지방 함량이 11% 정도로 높고, 칼로리 역시 100g당 250kcal로 높은 데 반해, 방목해서 기른 소는 지방 함량이 1.7%로 매우 적을 뿐만 아니라 칼로리 역시 95kcal에 불과하다. 또한 사료로 기른 동물에서는 오메가6 지방이 방목해서 기른 동물보다 3배나 높게 나타났다. 오메가6 지방은 적은 양을 먹을 경우에는 상관이 없지만 많이 먹을 경우 동맥경화 및 천식, 알레르기질환 등을 유발할 수 있다. 이에 이미 유럽연합 10개 나라에서는 집단사육 자체를 아예 금지하고 있다.

부드러운 음식이
우리 몸을 병들게 한다

과거에 없었던 질병들이 발생하는 이유

우리 조상들은 수천 년 동안 농경사회에서 쌀을 재배해왔다. 하지만 그리 풍족한 편은 아니었다. 양반들은 쌀밥을 먹었지만 평민들은 쌀이 모자라 보리·콩·조·수수·메밀 등으로 끼니를 보충해야 했다. 하지만 그것 역시 넉넉하지 않아 초근목피로 연명해야 할 때가 많았다. 그러다보니 쌀이나 보리, 밀 등을 껍질째 먹었다. 여기에 토끼·멧돼지·꿩·참새 등 야생동물을 잡아먹거나 산이나 들판 등에서 자라는 고사리·민들레·도라지·질경이·칡·쑥 등 산나물을 뜯어먹고, 고춧잎·깻잎·호박잎 등 이것저것 먹을 수 있는 것은 다 먹었다. 또 물고기를 잡아먹기도 했고, 메뚜기·번데기, 새나 물고기의 알까지도 먹었다.

어떻게 보면 먹을 것이 없었던 시절임에도 오히려 음식을 골고루 먹었다고 할 수 있다. 거기에다 끊임없이 일을 했으니 살이 찔 틈이 없었다고 해도 과언이 아니다. 그래서 몇 십 년 전만 하더라도 아침에 사람을 만나면 "진지 드셨습니까?"라는 인사를 가장 먼저 건넸다. 또 배가 나온 사람의 배를 가리켜 '사장 배'라며 여간 부러워하지 않았다.

하지만 이제 살찌는 것을 오히려 걱정하는 시대가 되었다. 나아가 경쟁이 치열한 사회에서 바쁘게 살다보니 항상 스트레스를 많이 받고, 신경을 많이 써서 여기저기 아프거나, 소화가 잘 안되고, 관절염·당뇨·고혈압·뇌졸중·암 등 각종 질병으로 고생하는 경우가 많다.

부족한 것 없이 잘 먹고 있는데도, 과거에 없었던 이러한 질병들이 나타나는 것은 과연 무엇 때문일까. 그 원인 중의 하나는 바로 우리가 먹고 있는 음식 때문이다.

우리 몸에는 우리 것이 가장 좋다

우리 조상들처럼 스트레스를 받지 않고 느긋하고 편안한 마음으로 깨끗한 공기와 물을 마시면서 무기질이 풍부한 토양에서 유기농법으로 재배한 거친 음식을 골고루 먹는다면 비만에 대해서 걱정할 필요가 없다. 이에 의약품의 창시자인 히포크라테스는 "식품이 약이고, 약이 식품"이라고 한 바 있다.

그렇다. 식품은 화학물질이기 때문에 잘 섭취할 경우 약이 되지만 잘못 섭취하게 되면 오히려 독이 되어 우리의 생명을 위협할 수도 있다. 따라서 우리가 현재 먹고 있는 부드러운 음식이 왜 우리 몸을 병들게 하는지 잘 알고, 우리 몸에 맞는 음식을 제대로 알고 먹는 것이야말로 우리의 건강을 지키는 지름길이라고 할 수 있다.

간장 · 된장 · 고추장 · 떡과 같은 전통음식은 대부분 거친 재료로 만든다. 그러다보니 만드는데 있어 많은 시간이 걸린다. 식혜나 수정과 같은 전통 음료 역시 마찬가지다. 해산물을 오랫동안 발효시켜 먹는 젓갈이나 가자미 같은 생선에 무 · 조밥 · 고춧가루 · 마늘 · 엿기름 등을 넣어 삭힌 식해, 통밀을 거칠게 부수어 누룩과 쌀을 발효시켜 걸러낸 막걸리는 또 어떤가.

미국 건강전문잡지 〈헬스〉가 김치를 스페인의 올리브유, 그리스의 요구르트, 인도의 렌틸콩, 일본의 콩요리와 함께 세계 5대 건강음식으로 선정한 바 있다. 〈헬스〉는 김치를 선정한 이유를 다음과 같이 밝혔다.

"김치에는 비타민과 섬유소가 풍부할 뿐만 아니라 소화를 향상시키는 유산균이 풍부해 암세포의 증식을 억제시킨다."

당연히 김치에 대한 서양인들의 관심이 부쩍 높아졌다. 그러다보니 지금은 서양에서도 김치에 대해 아는 사람들이 많아졌고, 서양의 어느 도시에 가더라도 김치를 쉽게 구입할 수 있다. 이렇듯, 김치처럼 우리 조상들이 예로부터 먹어오던 음식이 바로 거친 음식이자 건강식품이라고 할 수 있다.

세계 장수촌 사람들의 장수 비결

일본 오키나와 오기미 마을의 나물 · 해산물 밥상

세계에서 장수하는 사람의 수가 가장 많은 나라는 일본이다. 일본에서는 100세 이상 장수하는 사람이 10만 명 당 16명이라고 한다. 이는 100세 이상 장수하는 사람이 10만 명 당 5명인 우리나라보다 무려 3배 이상 많은 것이다.

일본 내에서도 장수하는 사람이 가장 많은 곳은 오키나와로 알려져 있다.

2006년 일본 후생성 통계에 의하면, 오키나와에서 100세 이상인 사람은 740명으로, 이는 인구 10만 명 당 58명인 셈이다.

오키나와에서도 가장 장수 지역으로 꼽히는 곳은 오기미(大宜味) 마을이다. 이곳 노인들은 〈장수 선언 비석〉에 다음과 같이 적어놓고 있다.

"나이 80이면 어린이에 불과하고, 90세가 되어 하늘이 부르거든 100세까지 기다려 달라고 돌려보내라. 우리들은 나이가 들어도 의기가 성해지고, 자식들에게 기대지 않는다. … 우리 오기미 마을 노인들은 이곳이 일본 최고 장수마을임을 선언하노라."

그렇다면 그들의 장수 비결은 과연 무엇일까. 물론 유전적인 요소도 있다. 하지만 그곳 사람들은 공통적으로 적게 먹는 생활을 유지하고 있다. 이들이 하루 섭취하는 칼로리는 대략 1천700kcal로 한국인 성인 칼로리 권장량의 3분의 2 밖에 되지 않는다. 갖은 야채와 고구마, 콩을 즐겨 먹는 식생활 역시 그들의 장수비결 중 하나다. 또한 그들은 산에서 재배되는 나물류와 바다에서 나는 해산물을 즐겨 먹는다. 이른 바, 우리가 거친 음식이라 불리는 음식이 그들의 장수비결인 셈이다.

파키스탄 훈자 지방의 거친 밥상

사방이 험준한 히말라야 산맥으로 둘러싸인 파키스탄 북동쪽 끝에 훈자라는 마을이 있다.

'신이 숨겨둔 마을'로 불리는 이곳은 1978년 히말라야 산맥을 관통하는 카라코람 도로가 생기면서 차츰 외부 사람들에게 알려지기 시작했는데, 이 마을에는 100살이 넘는 노인들이 수십 명이나 살고 있다. 또한 123세의 할아버지가 지붕 위에 올라가 살구 열매를 말리고 직접 도끼질을 하며 쉼 없이 집안일과 농사일을 한다. 나이가 많고 적음을 떠나 모두가 각자의 일을 하며 소박하고 단순한 삶을 살아가고 있는 것이다. 그렇다면 그들의 장수 비결은 과연 무엇일까.

직접 농사지어서 차린 곡식과 과일 위주의 단출한 밥상이 바로 그들의 장수 비결이라고 할 수 있다. 얼핏 단순하기 그지없지만 문명사회와 격리되어 살고 있기 때문에 현대 음식을 접할 기회가 거의 없다는 걸 생각하면 충분히 이해가 간다.

그들은 밀·보리·메밀·수수 등을 도정하지 않고 통째로 거친 가루로 만들어 반죽한 후 납작하게 해서 불에 구어 먹는 '짜파티'를 주식으로 삼고 있으며, 땅이 경사지고 좁기 때문에 먹는 것이 귀해 채소나 발아된 씨앗·살구·포도 등을 즐겨 먹는다. 고기는 일 년에 고작 두 번 정도 먹는 것이 전부다.

에콰도르 빌카밤바 마을의 미네랄 식수와 곡류·채소 밥상

에콰도르 남부 빌카밤바는 안데스 고원 해발 1,565미터의 분지에 위치한 로하 지방에 자리 잡고 있으며, '성스러운 골짜기'란 뜻을 가지고 있다.

1970년대 〈내셔널지오그래픽〉을 통해 신비한 장수마을로 보도되면서 유명세를 타기 시작한 이곳 주민들의 평균 나이는 90대다. 그러니 80세는 노인 축에도 끼지 못한다. 다른 곳과 달리 남자들이 더 오래 산다는 점도 특이하다.

지난 40여 년간 수많은 의사들과 과학자들이 빌카밤바의 장수 비결에 대해 연구해왔다. 그 중 일본의 코키치 오타니 박사는 마을의 물에 주목했는데, 마을 사람들이 식용으로 이용하는 강물에 22종의 미네랄이 풍부하게 들어 있음을 밝혀냈다. 포타슘과 칼슘·철·나트륨·마그네슘·금·은 등이 바로 그것이다. 그래서인지 이곳 사람들 중에는 당뇨나 고혈압 등 성인병에 걸린 사람이 거의 없다.

육류를 적게 먹고 곡물과 야채를 많이 먹는 식습관도 그들의 장수 비결로 꼽힌다. 주민들의 주식은 콩 · 옥수수 · 감자 · 배추 · 바나나 · 당근 · 보리 · 밀 등의 곡류와 채소다.

끊임없는 육체활동과 연간 18~24도에 이르는 온난한 기후 역시 장수 비결 중 하나다. 18~24도는 의학적으로 볼 때 가장 이상적 기온이기도 하다. 이에 일 년 내내 거센 비나 서리도 내리지 않으며 기온 차이도 거의 없다. 심장 및 호흡기 질환을 앓는 사람이 드문 것도 이 때문이다

한국의 장수마을… 발효식품과 규칙적인 식사, 소식

그렇다면 우리나라에서 장수하는 사람들이 가장 많은 곳은 과연 어디일까. 강수량이 많아 물이 풍부하며, 표고가 적당히 높은 구릉지대일수록 장수하는 사람이 많은 것으로 나타났다. 제주도와 남해안, 소백산맥 주변, 강원도 산악지대가 바로 그곳이다. 특히 장수하는 사람이 가장 많은 곳은 북제주를 중심으로 한 제주도였다. 다음으로 전남 구례 · 곡성 · 담양, 전북 순창 등 지리산 자락에 위치한 청정지역과 강원도 인제 · 화천, 경북 안동 · 예천 등의 산악지대였다.

장수하는 사람들이 가장 좋아하는 음식은 쌀밥과 고추장 · 간장 · 된장이었다. 장류는 부족하기 쉬운 단백질을 공급해주는 역할을 하고, 노화를 억제하며, 항산화물질을 많이 함유하고 있어 항암효과가 크다. 무엇보다도 그들의 식생활 특징은 끼니를 거르거나 과식을 하지 않으며, 소식을 하고, 규칙적으로 식사를 한다는 공통점을 갖고 있었다.

장수하는 사람들의 특징

동서양을 막론하고 장수하는 사람들은 몇 가지 공통점을 지니고 있었다.

첫째, 자연 그대로의 거친 음식을 먹는다는 것이다. 그들은 직접 농사지은 농산물을 도정하지 않고 거친 상태 그대로 먹고 채소를 많이 먹었다.

거친 음식은 식이섬유와 비타민·미네랄이 풍부해 변비를 예방하고, 신진대사를 좋게 하며, 피로를 풀어준다. 또 식이섬유가 많아 발암물질과 중금속을 몸 밖으로 배출해준다.

둘째, 지방 함량이 높은 고기 대신 DHA와 EPA가 많은 등푸른 생선과 자연적으로 자란 해산물을 즐겨 먹었다. 특히 등푸른 생선에는 불포화지방산이 많아 중성지방을 낮추고 혈액을 맑게 해준다.

셋째, 발효식품을 많이 먹는다. 그들은 요구르트나 치즈 또는 된장이나 나또 같은 발효식품을 거의 매일 섭취했다.

발효식품은 유산균이 풍부해 장의 독소를 없애고, 변비를 예방하며, 음식물을 흡수가 쉬운 아미노산으로 바꾸고, 소화효소 역시 많다.

넷째, 규칙적으로 조금씩 먹고 가능한 몸을 많이 움직였다. 나이를 먹었다고 해서 가만히 앉아 있지 않았다. 몸이 허락하는 한 부지런히 할 일을 찾아 움직였으며, 끊임없이 몸을 움직였다. 이로 인해 신진대사가 원활했다.

끝으로, 항상 즐거운 마음으로 생활했다. 만 118세로 숨을 거둔 푸에리토리코의 마리아 모히카 토레스는 현지 언론과의 인터뷰를 통해 자신의 장수 비결에 대해서 다음과 같이 밝힌 바 있다.

"항상 즐거운 마음으로 살다보면 자연히 건강하게 장수할 수 있다."

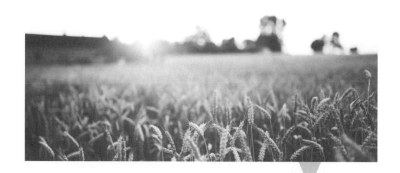

PART 2
우리가 먹는 것이
우리 몸을 만든다

만병의 원인, 비만에서 탈출하라

소아비만의 책임은 부모에게 있다

참을 수 없는 달콤한 유혹, 탄수화물

단백질, 잘못 먹으면 독이 될 수도 있다

지방, 고소한 맛 뒤에 숨겨진 비밀

내 몸의 청소부, 식이섬유

우리 몸의 윤활유, 무기질과 비타민

살아 있는 영양소를 섭취하라

패스트푸드의 불편한 진실

만병의 원인,
비만에서 탈출하라

비만, 더 이상 개인적인 문제가 아닌 사회적인 문제

우리나라 성인 10명 중 3명이 앓는 병이 있다. 바로 '비만'이다. 비만은 그 자체보다는 다양한 합병증이 동반되기 때문에 더욱 무서운 질병이다. 특히 내장에 지방이 쌓이는 복부비만의 경우 성인병을 유발할 뿐만 아니라 생명을 위협하기도 한다.

비만은 단순히 체중이 많이 나가는 것을 의미하지 않는다. 체내에 지방 조직이 과다하게 축적된 상태를 말한다. 그렇다면 비만은 왜 건강에 나쁜 것일까.

비만은 사회·심리적으로 개인을 위축시킬 뿐만 아니라 심혈관질환의 위험인자이자 호흡곤란·관절염·당뇨병·고혈압·뇌졸중·암 발생과도 밀접한 연관을 갖고 있다. 특히 표준 체형인 사람들에 비해 비만한 사람들은 고혈압 위험도는 5~6배, 당뇨병은 3배, 고지혈증은 1.5배 정도 높은 것으로 나타났다. 이는 체중 증가로 인해 혈중 콜레스테롤이나 중성지방이 늘어남과 동시에 혈압 역시 상승하기 때문이다.

유방암이나 자궁암 역시 체중과 밀접한 관련이 있다. 실제로 유방암 환자의 절반 이상은 비만인 사람들에게서 나타나고 있다. 또 성인 당뇨병 환자의 80~90% 역시 비만인 사람들이다.

이렇듯 비만은 수많은 질병의 원인이 되고 있을 뿐만 아니라 의료비 지출 증가의 주범이기도 하다. 때문에 더 이상 개인적인 문제가 아닌 사회적인 문제가 되고 있다.

비만에 대한 사회적 인식 역시 좋지 않다. 자기관리를 제대로 하지 못하는 게으른 사람으로 오해받을 수 있기 때문이다. 또한 마른 체형을 선호하는 사회적인 분기위로 인해 정신적 장애 및 행동장애까지 유발할 수 있으며, 이는 결국 자신감 및 자존감에 큰 상처를 남기게 된다.

살이 찌면 게을러지고 몸을 움직이기 싫어한 나머지 개인의 생활습관까지도 바뀌게 된다. 나아가 이런 양상이 심해지게 되면 행동장애를 유발할 수도 있다는 데 그 심각성이 있다.

세상에 그냥 찌는 살은 없다

예전에 먹을 것이 없던 시절에는 어느 정도 살이 찐 사람이 보기 좋다며 부러워하기도 했다. 하지만 이제 더 이상 비만은 부러움의 대상이 아니다.

2004년 미국 워싱턴대학 드르노스키 교수가 임상영양학회지에 발표한 논문을 보면, 비만은 가난한 사람과 저학력층에서 더 흔하게 나타나는 병으로 밝혀졌다. 부자들은 유기농법으로 재배한 좋은 품질의 과일과 채소, 도정하지 않은 곡물, 생선 등 거친 음식으로 식사를 하는 반면, 가난한 사람들은 도정한 곡물에 설탕이나 지방이 많이 들어간 값싸고 칼로리가 높은 부드러운 음식을 먹기 때문이다.

문제는 한창 성장 중에 있는 아이들에게 역시 이와 똑같은 현상이 일어나고 있다는 것이다.

2006년 미국 존스홉킨스대학 미치 교수가 의학협회지에 발표한 논문에 의하면, 가난한 집 아이들의 경우 부잣집 아이들보다 비만이 될 확률이 50%나 더 높은 것으로 나타났다. 가난한 사람들은 운동할 시간과 돈이 없을 뿐만 아니라 시간만 나면 쉬려고 하기 때문에 점점 더 뚱뚱해진다는 것이다.

열심히 일하면서도 부지런히 운동을 하며 자기관리를 하는 사람이 살이 찌지 않는 것은 당연한 일이다. 헬스클럽에 가 봐도 뚱뚱한 사람들은 찾아보기가 힘들다. 아마도 낮에 헬스클럽에 와서 운동을 하는 사람들은 대부분 일을 하지 않아도 되는 계층에 속한다고 볼 수 있다.

그들은 날씬한 몸매를 유지하고 있어 운동을 안 해도 될 것 같지만 일부러 시간을 내서 열심히 운동을 한다. 길거리에서 조깅을 하는 사람들 역시 마찬가지다. 뚱뚱한 사람들은 거의 찾아볼 수 없다.

살이 찌는 것을 유전이나 남의 탓으로 돌리는 경우가 많다. 하지만 그렇게 만든 원인 제공자는 다른 누구도 아닌 자기 자신임을 알아야 한다. 자신의 몸은 자신이 어떻게 관리하느냐에 따라 그 결과가 달라지기 때문이다. 세상에 그냥 찌는 살은 없다.

복부지방, 왜 위험한가

　나이가 듦에 따라 팔, 다리의 지방은 줄어드는 반면 복부지방은 증가하는 경향이 있다.

　배가 나오면 건강에 좋지 않다는 사실은 누구나 다 알고 있다. 그렇다면 배가 나오면 왜 건강에 좋지 않을까.

　비만인 남자들은 대개 팔다리는 가는 반면 복부 주위에 지방이 많아 '사과 모양 윗배 볼록형'의 비만을 이루고 있는 경우가 많다. 또 여성들은 아랫배부터 엉덩이와 허벅지 부위에 지방이 많은 '배 모양 아랫배 볼록형'의 비만이 대부분이다.

　배 모양의 비만보다는 사과 모양의 비만이 복부에 지방이 많이 쌓이게 돈다. 따라서 당뇨 · 고혈압 · 고지혈증 · 심장질환 · 관절염의 위험성 역시 훨씬 더 높다. 내장의 지방세포가 쉽게 분해되어 혈액을 타고 흘러가 혈중 콜레스테롤 수치를 높이기 때문이다.

　그런 점에서 배 모양의 비만은 엉덩이에 지방이 많기 때문에 배가 나온 것보다는 덜 위험하다고 할 수 있다. 그러나 여성들 역시 갱년기에 접어들면 복부 주위에 지방이 축적되어 허리가 굵어지고 당뇨 · 심장질환 · 유방암 · 자궁암 같은 암 발생률 역시 높아지게 된다. 때문에 결코 방심해서는 안 된다.

복부비만의 평균 기준은 키에 따라 다르지만 대략, 남성은 허리가 35.4인치 이상일 경우, 여성은 허리 33.5인치 이상일 경우 복부비만이라고 할 수 있다. 따라서 이를 넘으면 질병 발생 위험 역시 크게 증가하게 된다. 중요한 것은 내장지방으로 인한 마른 비만형 역시 매우 위험하다는 것이다.

뱃살을 빼는 10가지 습관

다음은 미국 건강포털 웹엠디(webmd)가 소개한 뱃살을 빼는 10가지 습관이다.

아침 식사를 거르지 않는다

하루 24시간 중 가장 중요한 식사가 바로 아침식사다. 아침을 든든하게 먹어야 점심, 저녁 때 과식을 방지할 수 있다.

간식 시간을 갖는다

배고픈 것을 참으면 다음 식사 때 과식할 확률이 높다. 때문에 간식 타임을 갖는 것이 중요하다. 단, 칼로리가 높은 음식보다 몸에 좋은 견과류나 과일 등을 먹는 것이 좋다.

간식은 '미니식사'처럼 한다

간식이라고 해서 한 가지 음식만 먹는 것보다 식사처럼 여러 가지 음식을 조금씩 먹는 것이 좋다. 다이어트에 가장 좋은 간식은 지방과 단백질이 적고 복합탄수화물이 많은 음식이다.

식사시 개인 접시를 사용한다

식사를 할 때는 가능한 한 개인 접시를 이용하는 것이 좋다. 그러면 과식을 예방할 수 있다. 나아가 뇌가 포만감을 느끼려면 식후 20분 정도 걸리기 때문에 천천히 식사하는 것이 좋다.

규칙적인 식사시간을 갖는다

여러 가지 다이어트 방법에 머리를 싸맬 필요는 없다. 그보다는 규칙적인 식사로 몸을 건강하게 만드는 것이 훨씬 더 중요하다

식탁에 앉아 음식을 먹는다

컴퓨터 책상이나 거실 소파에 앉아서 식사를 하면 과식할 확률이 높다. 따라서 식탁에 앉아 정량을 접시에 덜어 먹는 것이 좋다.

배고플 때 식품매장에 가지 않는다

배고플 때 식품매장을 가게 되면 먹거리에 대한 충동구매를 유발할 수 있을 뿐만 아니라 식탐이 폭발할 가능성이 높다. 따라서 식품매장은 가급적 식탐을 덜 느낄 때 가는 것이 좋다.

식사 중 물을 마시면서 음식을 꼭꼭 씹어 먹는다

음식을 꼭꼭 씹어 먹게 되면 식감도 잘 느낄 수 있을 뿐만 아니라 소화에

도 좋다. 또한 식사 중간 중간 적당한 물을 마실 경우 과식을 예방할 수도 있다.

저녁식사 후 바로 양치질을 한다

저녁식사 후 바로 양치질을 하면 식탐의 유혹을 줄일 수 있고 치아 건강에도 도움이 된다.

식사습관을 바꾼다

가족이 남긴 밥이 아깝다고 해서 굳이 다 먹어선 안 된다. 이는 과식으로 가는 지름길일 뿐이다.

잘못된 다이어트는 오히려 몸을 더 망친다

살을 빼게 되면 정신적으로나 육체적으로 무척 편안해진다. 무거운 지방을 배 위에 달고 다닌다고 생각해보라. 불편하기 짝이 없는 일이다. 누구나 느끼는 일이지만 살을 빼고 걸으면 훨씬 더 기분이 좋고, 밥을 먹은 뒤에도 거북하지 않다. 그렇다면 어떻게 살을 빼는 것이 좋을까.

과식이나 운동 부족으로 인해 살이 찐 경우에는 식이요법과 운동요법만으로도 충분히 살을 뺄 수 있다. 하지만 내분비계 이상이나 특정 질병으로 인해 생긴 비만은 약물치료를 병행해야만 한다. 우울증이나 정서 불안에 의해 생긴 비만 역시 전문가와의 상담을 반드시 동반해야 한다.

　살을 뺄 때 가장 명심해야 할 점은 일시적으로 살을 빼는데 집착하지 말고 인내를 가지고 식습관 및 생활습관을 개선해야 한다는 것이다. 그렇지 않고 무조건 굶거나 짧은 기간 동안 격렬한 운동만으로 살을 뺄 경우에는 요요현상은 물론 오히려 비만을 더 악화시킬 수도 있다.

　최근 들어 비만환자가 급속히 늘어나고 있다. 성인 10명 중 3명이 비만이라는 조사결과도 있다. 즉, 3명 중 1명은 체중에 대해서 걱정을 해야 한다는 것이다.

　누구나 한 번쯤은 다이어트를 시도한다. 하지만 대부분 실패하고 좌절하는 경우가 많다. 단시간에 살을 빼기 위해 다이어트 보조제를 먹었다가 두통 · 복통 · 설사 · 불면증 등 각종 부작용을 겪는 사람들도 적지 않다. 심지어 귀한 생명마저 빼앗기는 사례도 일어나 심각한 사회문제가 되고 있다.

　다이어트를 하는 사람들의 95%는 다이어트를 멈추게 되면 몇 주, 혹은 몇 달 안에 다시 살이 찌게 된다. 이러한 현상을 '요요현상'이라고 한다. 하버드 대학의 연구결과, 요요현상이 반복되면 비록 그 체중의 양이 적을지라도 심장마비에 걸릴 확률이 75%나 더 상승한다고 한다. 따라서 짧은 시간 안에 살을 뺄 수 있다는 말에 현혹되어 잘못된 다이어트를 했다가는 오히려 건강을 더 악화시킬 수도 있음을 알아야 한다. 그렇다면 어떻게 하면 몸에 무리가 가지 않고 건강하게 살을 뺄 수 있을까.

건강하게 살을 빼는 7가지 방법

미국의 한 남성잡지가 신진대사 능력을 높이는 방법 7가지를 소개해 화제가 된 바 있다. 신진대사는 몸의 건강과 적정 체중을 유지하는 데 필수적이다.

신진대사를 올리는 첫 번째 방법은 물을 많이 마시는 것이다. 독일의 한 연구에 따르면, 물 17온스(약 500㎖)를 마실 경우 신진대사율이 30% 정도 증가하는 것으로 나타났다. 특히 물 섭취량을 1.5ℓ까지 늘리게 되면 1년에 1만7,400칼로리를 더 태울 수 있다고 한다.

자몽주스를 마시는 것 역시 신진대사를 촉진시킨다. 미국 캘리포니아대학교 버클리캠퍼스 연구팀에 의하면, 지방이 많이 든 음식을 먹인 쥐를 대상으로 한 실험에서 자몽주스를 마신 쥐는 당분이 첨가된 물을 마신 쥐보다 체중이 덜 늘어난 것으로 나타났다.

근육 역시 신진대사를 촉진시키고 칼로리를 소모시킨다. 미국 메이요 클리닉에 의하면, 근육이 많으면 많을수록 더 많은 칼로리를 소모시킬 수 있다고 한다. 따라서 근력운동으로 근육을 만들면 신진대사율을 높여 다이어트에 도움이 된다.

햇볕을 자주 쬐는 것 역시 신진대사 기능을 향상시키는 데 좋다. 한연구에 따르면, 자외선을 적절하게 쬐면 비만과 당뇨병의 발달을 늦추는 산화질소를 방출하는 것으로 나타났다.

신진대사를 올리는 다섯 번째 방법은 유제품을 먹는 것이다. 연구에 의하면, 칼슘 농도가 떨어지면 칼시트리올 분비를 촉진하는 것으로 나타났는데, 칼시트리올은 몸에 지방 축적을 유발하는 호르몬이다. 때문에 전문가들은 칼슘이 결핍되면 신진대사를 느리게 할 수 있다고 보고 저지방 우유나 치즈, 요구르트 등을 일주일에 2~3번씩 먹는 것이 좋다고 조언했다. 크게 웃는 것 역시 신진대사를 높인다. 크게 웃으면 에너지 소비량과 심장박동 수(심박수)가 10~20% 증가한다. 따라서 하루에 10~15분 웃으면 40칼로리를 더 태울 수 있다.

마지막으로는 유기농 식품을 먹는 것 역시 신진대사를 올리는 데 도움을 준다. 캐나다 연구팀에 의하면, 살충제 등에 사용되는 유기염소 농도가 높은 식품을 많이 먹을 경우 신진대사가 매우 느려지는 것으로 나타났다. 또한 살충제는 체중 증가에도 많은 영향을 끼치는 것으로 밝혀졌다.

느리게 먹는 것의 즐거움과 유익함

요즘 우리가 즐겨 먹는 식품들은 대부분 부드러워서 씹어 먹을 만한 것이 별로 없다. 또한 칼로리가 높은 데 비해 소화가 잘되어 쉽게 배가 고파진다. 그 결과, 과식을 하는 경우가 많아 자연스럽게 비만으로 직결된다.

현미밥 · 보리밥 · 채소 · 산나물 · 미역, 다시마 등은 씹는데 시간이 오래 걸리고 맛을 음미하며 먹어야 하는 식품들이다. 특히 산나물은 산과 들에서 화학비료의 도움을 전혀 받지 않고 자란 건강한 먹거리다. 이에 우리 조상들은 산나물을 즐겨 먹었다.

그렇다. 산나물처럼 깨끗한 자연환경 속에서 자란 식품, 먹을 때 오랫동안 씹어 먹어야 하는 식품이 바로 우리 몸에 좋은 식품이자 다이어트에도 좋다.

나는 KBS 1TV 〈생로병사의 비밀〉에 출연해 '2020 식사법'에 대해서 언급한 바 있다. 식사는 20분 이상 천천히 해야 하며, 그렇게 하기 위해서는 음식을 20회 이상 꼭꼭 씹어서 넘기자는 것이 바로 그것이다.

음식을 먹은 후 뇌에서 포만감을 알아차리는 데까지는 적지 않은 시간이 걸린다. 하지만 너무 빨리 먹게 되면 배가 부르다는 사실을 뇌에서 미처 느끼기도 전에 과식을 하게 된다. 따라서 음식을 먹을 때는 천천히 잘 씹어 먹고, 먹은 것을 다 삼키기 전에는 또 다른 음식을 먹지 않아야 한다. 또한 식사를 할 때는 여유를 갖고 편안한 마음으로 식사를 해야 한다. 그래야만 위에 부담을 줄일 수 있을 뿐만 아니라, 적은 양으로도 공복감을 줄일 수 있다. 따라서 식사는 20분 이상 걸려 천천히 하는 것이 좋다. 이렇게 천천히 씹어 먹기 위해서는 같은 쌀이라도 도정하지 않은 현미를, 밀가루의 경우 껍질을 제거하지 않은 거친 통밀가루를 먹는 것이 좋다.

천천히 씹어 먹으면 치매예방에도 도움이 된다. 음식을 천천히 꼭꼭 씹어 먹음으로서 우리의 뇌가 자극을 받기 때문이다. 또 뇌에 흐르는 혈액량이 늘어 집중력과 기억력 역시 좋아지게 된다.

거친 음식을 통해 삶의 여유를 되찾고, 삶의 질을 높이자

프랑스 사람들은 점심을 먹는 데만 거의 두 시간이 걸린다고 한다.

이는 음식을 먹으면서 즐거운 시간을 보내는 것이 그들만의 문화이기 때문이다.

장수마을 탐방을 위해 프랑스를 방문했을 때 몽페리에대학 교수와 저녁식사를 할 기회가 있었다. 우리는 식당에 들어가 레드와인 한 병을 주문해서 나눠 마시며 거의 두 시간을 보냈다. 놀라운 것은 그때까지도 메인요리가 나오지 않았다는 것이다. 깜짝 놀란 나는 왜 이렇게 요리가 안 나오는 것인지 궁금해 물어보았다. 그러자 그것이 프랑스만의 음식문화라는 대답이 돌아왔다. 그렇게 해서 그 날 식사를 하는 데만 무려 4시간이 훌쩍 지나갔다.

그 결과, 프랑스 사람들은 단순히 배고픔을 달래기 위해서 음식을 먹는 것이 아니라 요리를 먹는 즐거움을 마음껏 누리고 있다는 생각이 들었다.

이에 거친 음식을 먹자는 것은 우리의 음식문화를 개선해 삶의 질을 높이자는 의미도 있다. 나아가 여유를 갖고 음식을 먹음으로써 여유 있는 삶을 되찾자는 것이다.

본래 인간들은 먹는 것을 즐기며 살아왔다. 그러나 요즘처럼 바쁜 세상에서는 온 가족이 모여서 즐거운 마음으로 대화를 하면서 천천히 식사하는 즐거움마저 잃어버리고 말았다.

1607년 이탈리아의 프란체스코 안젤리타는 느림보의 상징인 달팽이를 다룬 그의 책에서 "인간은 달팽이의 조용한 생활태도를 배워야 한다"고 주장한 바 있다. 그는 많은 달팽이 종을 열거하면서 그들의 역사와 달팽이 껍질 모양의 특징들을 세세하게 묘사하였다. 그러나 그가 특별히 관심을 가졌던 것은 달팽이의 조용한 삶으로부터 무엇을 배울 것인가에 있었다.

달팽이는 느릿느릿 기어가지만 결코 서두르지 않으며 어디서나 편하게 있을 수 있다. 이런 달팽이의 모습은 아무 생각 없이 어리석게 빨리빨리 행동하는 우리 인간들에게 많은 교훈을 준다. 이에 바쁘다는 핑계로 먹는 것마저도 빨리 먹어치우는 작금에 달팽이의 느린 행동을 한 번쯤 되새겨 볼 필요가 있다. 달팽이처럼 여유를 갖고 음식을 먹을 때만이라도 천천히 먹는다면, 다른 일상생활 속에서도 여유를 되찾아 삶의 질을 높일 수 있기 때문이다.

운동보다 더 좋은 다이어트 보조제는 없다

체중을 줄이는 데 도움이 되는 것으로 알려진 식품들이 몇 가지 있다. 건강식품 업계에서는 그런 성분들의 효과를 내세워 앞다퉈 다이어트 보조제를 생산, 판매하고 있다. 그러나 아직까지 그 효능이 충분히 입증되지도 않았을 뿐더러 연구결과 역시 서로 다른 경우가 많아 논란의 여지가 많다. 그러다보니 부작용 역시 만만치 않다.

세상에 운동보다 더 좋은 다이어트 보조제는 없다. 따라서 다이어트 보조제는 체질량지수(BMI)가 30 이상인 심각한 비만이나 체질량지수가 25 이상인 과체중이면서 고혈압·당뇨·관절염으로 고생하는 경우에만 사용하는 것이 좋다.

한약재를 사용할 때도 주의해야 한다. 일례로, 미국 식품의약품안전청은 '중국으로부터 수입된 어떤 한약재는 중금속이나 살충제에 오염되어 있기 때문에 항상 주의가 요망된다'고 경고한 바 있다. 따라서 다이어트 보조제를 복용하기보다는 오히려 이러한 성분들이 들어 있는 천연식품을 섭취하는 것이 바람직하다. 특히 임신 중에는 이런 다이어트 보조제가 천연자원이라고 하더라도 절대 복용하지 않아야 한다. 만일 어쩔 수 없이 먹어야 한다면 의사와 충분히 상담을 한 후 사용해야 한다.

비만은 만병의 근원…뱃살을 줄여라

약을 복용해서라도 살은 반드시 빼야 한다

주위를 살펴보면 '혹시 나도 비만이 아닐까?'라며 걱정하는 사람들이 의외로 많다. 이는 날씬한 몸매를 부러워하는 최근의 추세가 낳은 현상이라고 할 수 있다. 그러다보니 정상 체중임에도 불구하고 다이어트에 집착하는 경우가 많다. 그러나 다이어트를 시작하기 전 자신이 비만인지 아닌지를 정확히 체크할 필요가 있다.

가장 쉽게 비만도를 계산하는 방법은 표준체중과 자신의 체중을 비교하는 것이다. 표준체중을 계산하는 방법은 키(cm)에서 100을 뺀 후 0.9를 곱하면 된다. 예를 들면, 키가 160cm이면서 체중이 60kg인 사람의 경우, 표준체중은 (160-100)×0.9=54kg이다. 표준체중에 대한 비만도는 (현재체중÷표준체중)×100%, 즉 (60÷54)×100%=111%가 된다. 이 수치가 110~119%에 해당되면 과체중이며, 120 이상이면 비만이다.

비만도를 측정하는 또 다른 방법은 체중과 키의 관계로 체질량지수(Body Mass Index, BMI)를 측정하는 것이다. 특히 이 방법은 체지방과의 관련성이 높아 건강 위험도 평가에도 널리 사용되고 있다. 이는 체중을 키(m)로 두 번 나누면 된다. 예를 들면, 키 160cm에 60kg 인 사람은 체질량지수는 60(kg)÷1.6(m)÷1.6(m)=23.4가 된다. 체질 량지수가 18.5~23이면 정상, 23~25인 경우 과체중, 25~30이면 비만, 30이상이면 고도비만이다. 따라서 체질량지수가 30 이상인 고도비만 인 경우나 체질량지수가 25 이상이면서 고혈압·고지혈증·당뇨 등 이 있는 경우에는 다이어트를 하든지, 의사의 지시에 따라 체중을 줄 이는 약을 반드시 복용할 필요가 있다.

하지만 최근 들어 이 기준을 바꿔야 한다는 지적이 다수 나오고 있 다. 이는 2000년 당시 아시아와 태평양 지역에 이 기준이 적용될 때 아시아인은 BMI가 낮아도 당뇨병 등 다른 질병이 많이 발생한다는 연구결과를 근거로 했기 때문이다.

그러나 2011년 서울대병원에서 한국과 중국, 일본인 등 동아시안 인 114만 명의 데이터를 분석한 결과, 아시아인들은 BMI가 22.6~27.5 일 경우 비만과 관련된 질병으로 사망할 가능성이 가장 낮은 것으로 나타났다. 이에 일본에서는 이미 2011년에 BMI 기준을 남성은 27.7 이상, 여성은 26.1 이상으로 조정한 바 있다. 이에 우리나라 역시 우 리나라 사정에 맞게 조정할 필요가 있다는 것이 대다수 전문가들의 의견이다.

문제는 체중이 아닌 체지방 비율

열심히 운동을 했는데도 불구하고 체중이 줄지 않는 경우가 있다. 운동을 많이 하면 지방은 줄고 근육은 늘어나기 때문이다. 그렇다면 운동을 많이 해서 온몸이 근육으로 되어 있어 체중이 많이 나가는 것 역시 비만에 해당될까.

그런 경우에는 체중을 중심으로 비만도를 측정하는 것이 바람직하지 않다. 체중은 몸의 지방뿐만 아니라 근육과 뼈, 몸속의 물 무게까지 모두 포함된 것이기 때문이다.

운동선수처럼 근육이 많은 사람은 체중이 많이 나가더라도 지방이 아닌 근육으로 인한 과체중이기 때문에 비만이라고 할 수 없다. 체중이 많이 나간다고 해서 비만이 아니라 체내 지방 함량이 많은 것을 비만이라고 할 수 있기 때문이다. 마찬가지로 체중은 정상이지만 체내에 지방이 많다면 비만이라고 할 수 있다. 따라서 비만도를 정확히 알려면 체지방을 측정해야 한다. 체지방은 남성의 경우 8~15%이내, 여성의 경우는 13~23% 정도면 정상이라고 할 수 있다.

체지방을 측정하는 가장 간단한 방법은 캘리퍼(Skinfold caliper)를 사용해 여러 곳의 피하지방 조직을 측정하는 피하지방 두께 측정법이 있다. 이를 통해 신체의 지방 분포를 알 수 있고, 근육질과 체지방을 구별할 수 있다, 하지만 정확하게 측정하기가 쉽지 않다는 것이 단점이다. 이에 대한 보완책으로 나온 것이 초음파로 피하지방의 두께를 측정하는 것이다. 또한 병원이나 보건소, 비만클리닉 등에서는 전기저항을 이용하는 체지방 측정기를 많이 사용하고 있다. 그러나 체지방은 측정방법이나 측정기계에 따라 달라지기 때문에 체지방을 정확히 측정하기에는 아무래도 한계가 있다.

가정에서 손쉽게 체지방을 측정하는 방법

가정에서도 체중계를 이용해 손쉽게 체지방을 측정할 수 있는 방법이 있다. 타니타(Tanita) 체중계가 바로 그것이다. 피검자가 키와 나이, 성별 등을 입력한 뒤 위에 올라서면 오른쪽 발에서 왼쪽 발로 전기를 흘린 뒤 양쪽 전압 차이, 즉 저항을 계산해 자동으로 체지방량을 측정하는 방식이다. 그러나 체수분량 변동에 따라 측정 오차가 클 수 있기 때문에 사전에 설명서를 잘 읽고 조건에 맞춰 체지방량을 측정해야 한다.

허리와 엉덩이의 둘레를 계산해 복부비만 정도를 알아볼 수도 있다. 먼저 허리둘레를 잰 후 엉덩이의 가장 넓은 부분을 잰 다음 허리둘레를 엉덩이둘레로 나눈다. 남자의 경우 0.95 이상, 여자는 0.85 이상이면 복부비만이라고 할 수 있다.

소아비만의 책임은
부모에게 있다

소아비만은 질병은 물론 공부에도 큰 영향을 미친다

비만은 더 이상 성인들만의 문제가 아니다. 뚱뚱한 아이들이 눈에
띄게 많아졌기 때문이다. 세계보건기구(WHO)가 내놓은 〈2014년 세
계건강통계〉에 의하면, 전세계 5세 이하 어린이 중 4,400만 명이 과
체중이거나 비만인 것으로 나타났다.

과체중ㆍ비만 어린이 비율은 1990년 5%에서 2012년 7%로 꾸준히
증가했다. 이를 반증하듯 서울 초등학교 6학년 5명 중 1명은 비만을
걱정해야 하는 것으로 나타났다.

2013년 기준으로 초등학교 6학년 남학생은 평균 150.5cm의 키에
몸무게는 45.5kg 정도였다. 또한 여학생은 남학생보다 키는 1cm 가
량 더 크고 몸무게는 2kg 정도 덜 나가는 것으로 나타났다. 이는 지난
10년 동안 키와 몸무게는 큰 변화가 없었지만 과체중이나 비만인 학
생은 전체의 20%나 증가했음을 뜻한다. 다시 말해 5명 중 1명은 체

중을 관리해야 하며, 경우에 따라서는 치료도 받아야 한다는 것이다. 뿐만 아니라 비만으로 인해 초경을 일찍 시작하는 등 사춘기 진행속도 역시 빨라졌다. 문제는 이로 인해 신체적와 정신적 성숙이 불균형을 일으키기 쉽다는 것이다. 그밖에도 열등감, 우울증 등 정신건강과 왕따 · 자신감 하락 · 대인기피증 등의 문제 역시 발생할 수 있다.

무엇보다 심각한 것은 소아비만의 60% 이상이 성인비만으로 이어져 건강에 더욱 위협적이라는 것이다. 미국국립보건원 로버트 쿠즈마스키 박사에 의하면, 6~9세 비만 어린이가 25세가 되었을 때 과체중일 확률은 55%, 비만일 확률은 69%이며, 10~14세는 과체중 확률이 75%, 비만 확률이 83%에 이르는 것으로 나타났다. 또한 비만 어린이는 비만 성인과 마찬가지로 고지혈증 · 고혈압 · 당뇨와 같은 성인병이 나타나 쉽게 피로해진 나머지 공부에도 적잖게 지장을 받는다는 것이다.

어린이가 비만이 되는 원인 역시 어른들과 마찬가지로 운동 부족과 불균형적인 식습관, 스트레스 등에 있다. 또한 TV를 지나치게 많이 보는 것 역시 비만의 원인으로 지적되고 있다. TV를 보다보면 운동량이 적어질 뿐만 아니라 군것질 역시 많이 하게 되기 때문이다.

또한 비만 아이의 부모를 보면 대체로 비만인 경우가 많다. 대부분 부모의 식습관이 잘못되어 아이가 그대로 따라 하기 때문이다. 부모들은 그런 줄도 모르고 아이 탓만 한다. 그러나 아이들은 부모와 함께 식사하는 경우가 많기 때문에 부모의 잘못된 식습관을 그대로 배우게 된다. 심지어 부모는 군것질을 하면서 아이에게는 군것질을 못하게 야단을 치는 경우도 있다. 실례로, 아버지는 밤에 간식으로 라면을 끓여 먹으면서 옆에서 구경하는 아이에게는 먹지 말라고 한다면 아이가 그 말을 들을 리 없다. 또 어떤 부모는 성장기에는 실컷 먹고 살은 나중에 빼면 되니 많이 먹으라고 권유하는 경우도 있다.

이렇듯 어린이 비만의 원인은 대부분 가정, 특히 부모로부터 시작 되는 경우가 많다.

소아비만을 해결하려면 가족의 도움이 반드시 필요하다

성인과 달리 아이들은 너무 무리하게 다이어트를 해서는 안 된다. 성장기에 지나치게 체중을 줄이게 되면 단백질과 무기질, 비타민 등 필수 영양소가 부족해져 성장과 발육을 저해할 수 있기 때문이다. 따 라서 6개월이나 일 년의 시간을 두고 천천히 체중을 조절할 필요가 있다.

사실 아이들에게는 다이어트보다 운동의 역할이 훨씬 더 중요하 다. 그렇다고 해서 갑자기 운동을 하기는 쉽지 않겠지만 엄마 아빠와 함께 걷기 · 줄넘기 · 자전거 타기 등을 하면 운동에 재미를 붙일 수 있다. 그렇게 해서 처음에는 조금씩 하다가 어느 정도 적응이 되며 하루에 30분 이상, 일주일에 3회 이상 하는 것이 가장 좋다.

중요한 것은 아이들은 혼자 힘으로 체중을 조절하기가 쉽지 않다 는 것이다. 때문에 가족의 도움이 반드시 필요하다. 따라서 칼로리가 높은 음식은 피하고 규칙적인 생활을 하도록 해야 한다. 또한 가능한 한 가족이 함께 모여 식사를 하고, 저녁식사 후에는 절대 다른 음식을 먹지 않도록 자제할 필요가 있다. 간식을 먹더라도 과일이나 야채 등 칼로리가 낮은 음식을 먹는 것이 좋다.

아이들에게 거친 음식을 먹여야 하는 이유

아이에게 좋은 것만 주고 싶은 것이 모든 엄마들의 마음이다. 하지만 맛있기만 한 음식보다는 건강한 음식을 챙겨줘야 하는 것 역시 엄마의 몫이다.

특히 음식의 맛을 내기 위해서 넣는 인공첨가물은 엄마들이 꼼꼼히 체크해야 할 경계 대상 1호다. 그 중 MSG는 절대 먹어서는 안 될 흥분 독소로 분류된다. 흥분 독소란 두뇌 세포를 과도하게 흥분시키고 통제 불능으로 폭발하게 만드는 화학물질을 말한다.

또한 MSG는 엄마 뱃속에서 성장 중인 태아의 두뇌에도 과도한 자극을 가할 수 있는 것으로 알려져 있다. 따라서 아이가 쉽게 잠들지 못하거나 한 곳에 집중하지 못하며, 두통이나 과잉 행동을 보이면 당장 아이가 먹는 식품과 식단을 체크해볼 필요가 있다. 햄 · 라면 · 냉동만두와 햄버거와 같은 패스트푸드가 두뇌에 좋지 않은 이유 역시 바로 MSG 때문이다.

이처럼 과도한 MSG 섭취는 신경세포 간의 흐름을 방해하고 기억력과 집중력을 떨어뜨린다. 따라서 가능한 아이들이 어렸을 때부터 거친 음식을 먹는 습관을 길러주는 것이 좋다. 거친 음식은 균형적인 영양은 물론 아이들의 성격까지도 여유 있는 성격으로 바꿔주기 때문이다.

맛있는 음식보다 건강한 음식을 먹여라

주위를 살펴보면 채소를 싫어하는 아이들이 유독 많다. 하지만 채소를 먹어야만 건강하고 튼튼하게 성장할 수 있다. 그렇다면 아이들에게 채소를 먹일 수 있는 좋은 방법은 없을까.

우선, 아이가 채소를 싫어하더라도 식탁에 자주 올리는 것이 중요하다. 그래야만 아이가 채소와 친밀해질 수 있기 때문이다. 또한 다양한 조리법을 통해 아이가 흥미를 가질 수 있는 음식을 만들 필요가 있다. 예를 들면, 채소를 동물 모양으로 만들거나 잘게 잘라서 먹게 하는 것이다.

서양 채소인 양상추 · 셀러리 · 브로콜리 · 파슬리 등으로 샐러드를 만들어 아이가 좋아하는 소스에 찍어 먹게 하거나 주스를 만들어주는 것 역시 좋은 방법이다.

아이들이 싫어하는 당근 · 피망 · 콩은 갈아서 소스나 수프로 만들어주거나 빵을 만들어주면 좋다. 그럴 경우 아이들은 그 속에 무엇이 들어 있는지에는 신경 쓰지 않은 채 맛있게 먹게 된다. 나아가 그 맛에 익숙해지게 되면 거부감 역시 자연스럽게 사라지게 된다.

아이들은 지나치게 익혀서 물렁물렁한 음식보다는 씹기에 단단한 것을 더 좋아하며, 어두운 색보다는 밝고 예쁜 색을 더 좋아한다. 따라서 요리를 할 때 물을 조금만 넣고 찌거나 살짝만 익혀 단단한 맛과 예쁜 색을 유지하는 것이 좋다. 아이와 함께 모종을 사다가 베란다나 정원에서 직접 기르게 하는 것 역시 좋은 방법이다. 그렇게 하면 아이들은 자신이 기른 채소가 자랑스러워 즐겨 먹게 된다.

참을 수 없는
달콤한 유혹, 탄수화물

건강을 위협하는 탄수화물의 두 얼굴

우리 몸 안에서는 수많은 화학반응이 일어나며, 각 반응은 많은 에너지를 필요로 한다. 에너지를 내는 물질에는 지방 · 단백질 · 탄수화물 등 세 가지가 있다. 그 중 우리 몸이 가장 좋아하는 것은 탄수화물이다.

탄수화물은 우리 몸이 필요로 하는 에너지의 약 70%를 제공하는 매우 중요한 열량 영양소다. 하지만 쉽게 분해될 뿐만 아니라 탄소와 물로 변해 몸 밖으로 배출되는 특성이 있다. 또한 단백질을 절약하는 성질이 있기 때문에 탄수화물을 섭취하지 않으면 근육이나 장기에서 단백질이 빠져나가 큰 손상을 일으킬 수도 있다.

그렇다면 우리 몸은 왜 탄수화물을 필요로 하는 것일까. 바로 가장 큰 에너지원이기 때문이다.

우리 몸에서 에너지를 가장 많이 사용하는 기관은 뇌다. 뇌의 부피는 몸 전체의 3%밖에 되지 않지만 전체 에너지의 20%를 사용한다.

뇌가 가장 많은 에너지를 사용할 때는 스트레스를 받을 때다. 따라서 스트레스를 받으면 에너지를 보충해주는 탄수화물이 필요하다. 즉, 뇌에서 에너지를 원하면 단것을 찾게 되는 것이다. 단맛은 포도당을 만드는 탄수화물과 직접적인 관계가 있다.

탄수화물 중독을 부르는 '단순당'을 조심하라

당은 체내에 쉽게 흡수되는 단순당과 전분이나 섬유소처럼 복잡한 구조로 되어 있어 흡수되는 데 시간이 오래 걸리는 복합당의 두 가지 형태가 있다.

포도당이나 과당과 같은 단순당은 설탕 · 꿀 · 청량음료 · 캔디 · 가공식품 · 우유 · 과일 · 채소 등에 많이 들어 있다. 이에 우리 몸에서 쉽게 소화되고 빠른 속도로 흡수되어 에너지로 사용되거나 혈당을 높이는 특성이 있다. 때문에 당뇨의 원인이 될 수 있다. 반면, 비타민이나 무기질 등과 같은 다른 영양소는 전혀 들어 있지 않다.

밥이나 빵 · 옥수수 · 감자 · 국수 등의 탄수화물 식품에는 복합당 중 전분이 많이 들어 있다. 이 전분은 입 안의 침 속에 들어 있는 아밀라아제라는 효소에 의해 포도당으로 분해되며, 포도당은 혈액을 통해 필요한 곳에서 즉시 에너지로 사용되기도 하고, 글리코겐이라는 탄수화물로 전환되어 간이나 근육 속에 저장되기도 한다.

도정하지 않은 거친 곡물의 전분은 섬유소로 인해 쉽게 소화되지 않아 혈당이 천천히 올라가게 한다. 하지만 같은 탄수화물이라도 도정한 흰쌀밥이나 빵 등에 들어 있는 전분은 쉽게 소화되어 포도당으로 전환되기 때문에 단순당을 섭취하는 것이나 큰 차이가 없다. 따라서 혈당 역시 빨리 올라가게 된다.

당뇨를 예방하려면 거칠게 먹어라

혈당을 높이는 것이 꼭 설탕만 있는 것은 아니다. 쉽게 소화되어 당분으로 변하는 탄수화물 역시 혈당을 높일 수 있다. 음식을 먹은 뒤 두세 시간 후에 혈당이 얼마나 올라가는지를 측정한 값을 혈당지수(Glycemic index)라고 한다. 쌀밥·빵·떡·쿠키·케이크·삶거나 구운 감자·튀긴 밀이나 쌀·콘플레이크·콜라·건포도 등은 혈당지수가 매우 높은 식품이다. 과일이나 채소 중에서도 수박이나 당근은 혈당지수가 높다. 이런 음식들은 쉽게 소화되어 설탕과 마찬가지로 혈당을 높인다. 반면, 사과·배·복숭아·오렌지와 같은 과일이나 배추·시금치·브로콜리·양파와 같은 채소류, 보리·콩·두유·우유·요구르트 등은 우리 몸속에서 소화되는데 시간이 많이 걸리는 식품들로 혈당이 쉽게 올라가지 않는다. 이런 식품들은 대부분 거친 음식이다. 따라서 당뇨를 예방하려면 혈당지수가 낮은 거친 음식을 먹는 것이 좋다.

각종 식품의 혈당지수(Glycemic Index)

※ 흰빵을 100으로 볼 때

식 품	혈당지수	식 품	혈당지수
자몽	36	파운드 케이크	77
콩	36	현미	79
보리	36	살구	79
강낭콩	39	콜라	90
복숭아	40	삶은 감자	90
우유	43	건포도	91
검은콩	43	통밀빵	99
두유	44	식빵	100
사과	50	당근	101
브로콜리	50	흰쌀	103
양파	50	수박	103
시금치	50	콘칩	104
배추	50	프렌치 프라이	107
배	51	도너츠	109
포도	61	쌀떡	117
키위	74	콘푸레이크	120
바나나	76	통감자 구이	121

설탕, 무엇이 문제인가

단순당인 설탕은 칼로리만 높을 뿐 다른 영양소는 전혀 함유하지 않고 있기 때문에 흔히 '빈 칼로리'라고 부른다.

빈 칼로리는 지방을 태우는데 있어 필요한 비타민이나 무기질이 없기 때문에 우리 몸속에서 그대로 지방으로 저장된다. 때문에 살을 빼려면 단맛에 길들여진 입맛을 바꿀 필요가 있다. 특히 비만인 사람의 경우, 칼로리만 높을 뿐 비타민·무기질·섬유소 등의 영양소는 거의 들어 있지 않은 케이크·파이·도넛·쿠키·캔디·건포도·잼·꿀·엿·과일 통조림 등과 같은 다량의 설탕을 함유하고 있는 식품은 반드시 피해야 한다. 디저트 역시 사과·배·귤·딸기 등 당분이 적은 과일이 좋으며, 주스 역시 무가당 주스를 마시는 것이 좋다.

요리를 할 때도 마찬가지다. 가능한 한 설탕 사용을 자제해야 한다. 대신 고춧가루·마늘·양파 등을 많이 넣으면 설탕을 덜 사용해도 충분히 맛을 낼 수 있다. 또한 고추에 들어있는 캅사이신이나 양파, 마늘에 많이 들어 있는 유황화합물은 몸속에서 신진대사를 높여 칼로리를 훨씬 더 많이 소비하게 하는 매우 유용한 물질이다.

단백질,
잘못 먹으면 독이 될 수도 있다

동물성 단백질보다 식물성 단백질을 먹어야 하는 이유

단백질은 우리 몸에 필요한 효소 · 근육 · 호르몬 · 항체 · 혈액을 구성하는 등 우리 몸을 유지하고 성장시키는데 있어 매우 중요한 역할을 할 뿐만 아니라 소화를 돕고, 질병에 걸리지 않도록 면역작용을 한다. 하지만 몸속에 저장되지 않기 때문에 매일 섭취해줘야만 한다. 또한 단백질은 뼈의 형성과 혈액 속의 헤모글로빈 형성을 돕고, 머리카락이나 손톱을 만드는데 있어서도 반드시 필요하며, 피부를 예쁘고 아름답게 만든다. 따라서 단백질이 부족하게 되면 피부가 트러블을 일으키게 된다.

단백질이란 말은 '꼭 필요한 물질'이라는 뜻이다. 특히 성장기 어린 이에게 있어 단백질은 필수다.

과거 어려웠던 시절에는 팔다리가 가늘고 배만 볼록 튀어나온 아이들의 모습을 흔히 볼 수 있었다. 이는 단백질이 부족해서 생기는 증상으로 아프리카와 같은 가난한 나라에서는 아직도 이와 같은 증상을 쉽게 찾아볼 수 있다.

　단백질이 부족하게 되면 탈모증과 함께 빈혈, 피부건조증 등이 나타나고, 신체의 구성 성분들이 하나둘씩 빠져나간다. 때문에 다이어트를 한다고 해서 무작정 굶게 되면 신체가 오히려 제 기능을 발휘하지 못할 수도 있다. 또한 질병에 대한 저항력 역시 떨어져 쉽게 피로해질 뿐만 아니라 스트레스에 제대로 적응하지 못한 나머지 건강을 해칠 수도 있다. 다이어트를 하다가 감기에 걸려 고생하는 사람들이 간혹 있는 데 바로 이런 경우라고 할 수 있다.

　단백질이 부족하면 치매에 걸릴 수 있다는 연구결과도 있다. 영국 워릭대학 연구팀에 의하면, 'MK2/3'으로 불리는 단백질이 없을 경우 신경계 세포에 구조적 · 생리적 변화가 생겨 읽기와 기억력 등에 장애를 받는 것으로 밝혀졌는데, 이는 치매 초기 증상과 상당한 관계가 있다. MK2/3 단백질이 없을 경우, 척추 모양에 변화가 생기면서 신경 전달능력을 제한, 새로운 기억을 얻는데 지장을 준다는 것이 연구팀의 설명이다.

음식을 통해서 섭취해야 하는 단백질, 필수아미노산

　단백질은 우리 몸에 직접 흡수되지 못한다. 이에 장속에서 효소에 의해 아미노산이라는 작은 물질로 분해된 후 흡수되어 몸속의 필요한 곳으로 옮겨진다. 흡수된 아미노산은 신체의 조직 · 효소 · 호르몬 등을 합성하는데 사용된다.

아미노산 중에는 글루타민산처럼 독특한 맛을 내는 것이 있다. 국을 끓일 때 고기를 넣으면 감칠맛이 나는 이유 역시 바로 이것 때문이다.

우리가 섭취하는 단백질은 20가지의 서로 다른 아미노산으로 구성되어 있는데, 그 중 8개는 몸속에서 스스로 합성할 수 없다. 때문에 음식을 통해서 섭취해야 한다. 이러한 아미노산을 필수아미노산이라고 한다. 만일 필수아미노산이 하나라도 부족하게 되면 성장에 필요한 단백질을 만들 때 지장을 받게 된다. 따라서 성장기 아이들은 필수아미노산이 골고루 들어 있는 식품을 먹어야 한다.

필수아미노산은 주로 동물성 식품에 많이 함유되어 있다. 육류와 어류·달걀·우유·두부 등이 바로 그것이다.

에스키모인들이 심장질환 발병율이 낮은 이유

닭고기·돼지고기·쇠고기·우유·치즈·계란·생선 등 동물성 식품은 필수아미노산이 골고루 들어 있는 완전 단백질이라고 할 수 있다. 반면, 옥수수·쌀·밀 등의 식물성식품은 한 가지 이상의 필수아미노산이 부족하다. 그래서 불완전 단백질이라고 부른다.

불완전 단백질만 섭취해서는 성장에 필요한 단백질을 결코 만들수 없다. 그렇다고 해서 동물성식품만 섭취할 경우 포화지방산으로 인해 심장병을 유발할 수도 있으므로 주의해야 한다. 그렇다면 여기서 의문이 하나 든다. 왜 에스키모인들은 동물성식품만 섭취하는 데도 불구하고 당뇨나 심장질환과 같은 질병의 발병율이 낮은 걸까.

그것은 그들이 야생동물이나 고등어 · 꽁치 · 정어리와 같은 등푸른 생선을 많이 먹기 때문이다.

들판에서 풀을 뜯어먹고 자란 야생동물의 고기에는 단백질 22%, 지방 4%가 들어 있다. 반면, 좁은 공간에 가둔 후 사료를 먹여 기른 동물의 고기는 단백질 16%, 지방 29%가 들어 있어 지방의 함량이 월등히 높다. 또한 심장질환을 예방하는 것으로 알려진 오메가3 지방산 역시 생선이나 야생동물에 훨씬 더 많이 들어 있다. 따라서 가두어 기른 동물의 고기보다는 식물성 단백질을 섭취하거나 생선과 같이 지방 함량이 적은 동물성 단백질을 함께 섭취하는 것이 심장질환이나 성인병을 예방하는데 있어 더 효과적이다.

곡물을 통해 부족한 단백질을 보충하라

단백질은 고기 · 생선 · 우유 · 계란 등 동물성식품에만 들어 있는 것으로 생각하기 쉽다. 하지만 우리는 쌀 · 보리 · 밀 · 콩 등 곡물을 통해 훨씬 더 많은 단백질을 섭취하고 있다. 콩에는 약 40%, 밀에는 약 14%, 쌀에는 약 7%의 단백질이 들어 있다.

식물성 단백질의 경우 동물성 단백질에 비해 단백질의 질이 떨어지는 게 사실이다. 하지만 장점은 훨씬 더 많다. 실례로, 지방이 적어 건강에 더 좋을 뿐만 아니라 값 또한 훨씬 저렴하다. 그렇다면 식물성 단백질만으로 우리 몸에 필요한 아미노산을 보충할 수는 없을까.

여러 가지 식물성 단백질을 섞어 먹어 서로 부족한 필수아미노산을 보완하면 된다. 예를 들면, 밥에 완두·강낭콩·검은 콩 등을 섞어 먹거나 두부·된장·청국장 등 대두 식품을 함께 먹으면 필수아미노산을 보충하는데 큰 도움이 된다.

고단백 다이어트의 놀라운 비밀

한때 고단백 다이어트, 일명 황제 다이어트가 유행한 적이 있다. 하지만 탄수화물에 비해 단백질을 지나치게 많이 섭취할 경우 일시적으로 체중을 줄일 수는 있지만 장기적으로는 건강을 크게 해칠 수 있다.

미국 시카고대학 샬리니 레디 박사가 21~52세의 건강한 성인 10명을 대상으로 실시한 실험 결과, 6주 동안 저탄수화물 고단백 다이어트를 한 사람은 체중이 평균 4kg 정도 줄었지만 신장에 산부하가 증가하고 칼슘의 균형이 떨어지면서 골밀도 손실 위험이 커진 것으로 나타났다.

이렇듯 단백질이 몸속에서 분해되면 암모니아 및 요소와 같은 독성 물질이 생기고, 이를 중화시키기 위해 칼슘이나 다른 무기질이 뼈에서 빠져 나올 수 있다. 즉, 단백질 섭취가 지나치면 혈액을 산성화시키고, 무기질의 균형을 깨뜨려 칼슘 부족으로 인한 골다공증에 걸릴 수 있는 것이다.

그밖에도 고단백 다이어트는 심장병과 당뇨병의 위험을 증가시킨다. 아울러 탄수화물 결핍은 필수 비타민과 미네랄 결핍을 낳아 피로와 현기증을 유발할 위험이 있다. 따라서 당뇨나 신장에 문제가 있는 사람은 단백질을 지나치게 섭취하는 것을 반드시 삼가야 한다.

지방,
고소한 맛 뒤에 숨겨진 비밀

지방, 많이 먹어도 문제, 적게 먹어도 문제

지방은 우리 몸을 구성하는 세포를 만드는데 있어 반드시 필요한 영양소이다. 특히 지방은 식품의 맛을 내는 성분으로 지방이 골고루 섞인 부위일수록 맛이 더욱 좋고 포만감을 준다. 또한 지방은 면역작용 뿐만 아니라 호르몬 합성에도 크게 관여한다. 아울러 우리 몸이 필요로 하는 지용성 비타민(비타민은 크게 물에 녹는 수용성 비타민과 지방이나 지방을 녹이는 유기 용매에 녹는 지용성 비타민으로 나뉜다. 수용성 비타민에는 비타민B · C, 지용성 비타민에는 비타민 A · D · E · K 등 4종류가 있다.)을 운반하는 역할도 한다.

지방이 우리 몸 안에서 분해되면 지방산이 된다. 지방산에는 여러 종류가 있는데, 몇몇 지방산은 몸속에서 합성이 가능하지만 그렇지 않은 지방산의 경우 반드시 음식을 통해 섭취해줘야 한다. 이런 지방산을 필수지방산이라고 한다.

필수지방산이 부족하게 되면 학습능력 저하는 물론 주의력 결핍·피부 건조증·탈모·피부 습진·성장 발육장애·생식기능 장애·지방간 등의 증상을 보일 수 있다. 때문에 건강한 삶을 위해서는 필수지방산의 섭취가 무엇보다 중요하다.

필수지방산을 많이 함유하고 있는 식품으로는 고등어·꽁치·정어리와 같은 등푸른 생선과 달걀·문어·조개류·견과류(호두·땅콩·잣·은행 등)가 있다. 브로콜리나 시금치 역시 필수지방산을 다량 함유하고 있다.

지방이 많은 식품은 밤에 삼가라

지방이 많은 식품을 지나치게 섭취해도 문제가 된다. 비만이나 고혈압 등을 일으킬 수 있을 뿐만 아니라 대장암·전립선암·유방암·자궁암·난소암·췌장암·방광암·위암 등 각종 암을 유발할 수 있기 때문이다. 특히 포화지방산과 콜레스테롤이 많은 식품을 섭취할 경우 혈관 속의 지질 함량이 높아질 뿐만 아니라 혈중 지질 함량 역시 높아질 수 있다. 이는 곧 동맥경화의 원인이 된다.

동맥경화란 동맥 내막이 두꺼워져서 동맥 내경이 좁아지는 증상을 말하는 것으로, 동맥이 경화되면 협심증과 심근경색뿐만 아니라 뇌졸중이 발생할 수도 있다.

심장마비는 보통 새벽에 많이 발생한다. 이는 지방의 흡수와 관련이 있다. 지방은 흡수가 매우 느리기 때문에 지방이 많은 식품을 저녁에 먹게 되면 6~8시간이 지난 뒤에야 동맥으로 들어가게 된다. 그때가 바로 새벽이다. 따라서 버터나 육류처럼 지방이 많은 식품의 경우 밤에 섭취하지 않는 것이 좋다.

우리 몸을 지켜주는 좋은 지방, 오메가3

지방은 우리 몸에 해로운 것으로 알고 있다. 그러나 어떤 지방은 우리 몸에 매우 이롭다. 흔히 오메가3 지방산이라고 불리는 것이 바로 그것이다.

등푸른 생선에 많이 들어 있는 오메가3는 콜레스테롤 함량을 낮춰 몸속의 지방을 없앨 뿐만 아니라 심장질환·관절염·대장염·마른버짐·당뇨에 의한 합병증 등에 큰 효과가 있는 것으로 알려져 있다.

영국 브리튼대학 리차드슨 박사에 의하면, 오메가3 지방산이 부족할 경우 우울증·자폐증·집중력 장애·주의력 부족 등이 나타날 수 있다고 한다. 그렇다면 오메가3 지방산은 과연 어떤 지방산일까.

불포화지방산은 이중결합의 위치에 따라 오메가6 지방산과 오메가3 지방산으로 나뉜다. 하지만 이 두 가지 지방산은 우리 몸에서 합성되지 않기 때문에 음식으로부터 직접 섭취해야 한다.

우리가 잘 알고 있는 EPA나 DHA는 오메가3 지방산의 일종이다. EPA는 우리 몸에 나쁜 콜레스테롤이나 중성지질의 함량을 줄이고, 이로운 콜레스테롤의 함량을 늘려 혈전증을 예방한다. 또한 DHA는 태아와 유아의 뇌 발달을 돕고, 뇌세포의 감소를 막아 학습능력 및 기억력을 향상시켜주는 것으로 알려져 있다. 다시 말해 몸속의 나쁜 콜레스테롤을 없애주는 좋은 지방산인 것이다. 따라서 오메가3 지방산이 들어 있는 음식을 먹으면 몸속에 쌓인 불필요한 지방을 없애는데 도움이 된다. 그렇다면 오메가3 지방산을 많이 함유하고 있는 식품으로는 뭐가 있을까.

오메가3 지방산은 바다에서 자라는 식물체에 의해 주로 만들어지며, 이를 먹는 생선에 많이 들어 있다. 고등어·꽁치·정어리·참치와 같이 주로 깊은 바다에서 잡히는 등푸른 생선이 바로 그것이다. 또한 호두나 아마씨(flaxseed)와 같은 씨앗의 기름에도 많이 들어 있다. 하지만 식물성 기름의 경우 기름을 짤 때 열을 받게 되면 변질되기 쉽기 때문에 열을 가하지 않고 추출하는 것이 좋다. 아울러 햇빛에 의해서 쉽게 산화되는 특성상 햇빛을 차단할 수 있는 용기에 보관하는 것이 좋다. 먹을 때 역시 가열하지 않고 샐러드 등에 직접 뿌려 먹는 것이 훨씬 더 좋다.

등푸른 생선, 얼마나 자주 먹는 것이 좋을까

콜레스테롤에도 해로운 콜레스테롤과 이로운 콜레스테롤이 있듯, 우리 몸의 건강을 지키기 위해서는 오메가6과 오메가3 지방산의 비율이 매우 중요하다.

오메가6 지방산과 오메가3 지방산의 비율은 2:1이나 3:1 정도가 적당하다. 그러나 우리가 실제 섭취하는 비율은 20:1에서 30:1로 오메가6 지방산의 비율이 훨씬 더 높다. 이러한 불균형은 인슐린의 저항성을 떨어뜨려 당뇨를 유발할 수 있으며, 중성지질이나 나쁜 콜레스테롤의 함량을 증가시켜 혈전증을 유발하고 심장질환을 일으키게 된다. 나아가 비만의 원인이 될 수도 있다.

오메가3 지방산을 섭취하는 가장 좋은 방법은 등푸른 생선을 먹는 것이다. 그렇다면 얼마나 자주 먹어야 도움이 될까.

해양수산부가 발표한 국민영양조사 결과에 따르면, 우리나라 사람들은 매일 평균 고등어 5.5g, 갈치 2.5g, 참치 2.0g을 먹는다고 한다. 일주일에 70g 가량 섭취하는 셈이다. 그러나 남자 10명 가운데 3명은 아예 생선을 입에 대지도 않는다고 한다.

일주일에 140~560g 정도 등푸른 생선을 섭취하면 심장 건강뿐만 아니라 퇴행성 안질환의 위험을 크게 낮출 수 있다는 연구결과가 호주 시드니대학과 미국 하버드 의대를 통해 발표되었다.

그러나 오염된 바다에서 잡은 생선을 지나치게 많이 먹을 경우 생선 속에 들어 있는 다이옥신 성분이 도리어 건강을 해칠 수도 있다 즉, 지나치면 부족한 것만 못한 법이다. 따라서 일주일에 두 번 정도, 약 560g 정도의 생선을 섭취하는 것이 가장 이상적이다.

무지방 식품보다 지방이 적당히 들어 있는 식품을 먹어야 하는 이유

지방이 없다고 해서 반드시 칼로리가 낮은 것은 아니다. 흔히 지방은 식감을 좋게 하려는 목적으로 사용된다. 때문에 식품을 가공하는 과정에서 지방이 제거되면 또 다른 물질을 첨가해 식감을 좋게 만들어야 한다. 이 때 가장 많이 이용하는 것이 바로 설탕이다. 설탕 대신 물엿ㆍ솔비톨ㆍ포도당ㆍ과당 등을 첨가하기도 하지만 이것들 역시 설탕과 큰 차이가 없다. 따라서 저지방 식품이라고 하더라도 오히려 전체적인 칼로리에는 큰 변화가 없는 경우가 많다. 이에 지방의 함량보다는 전체 칼로리를 확인하는 것이 중요하다. 특히 빵ㆍ쿠키ㆍ케이크ㆍ프렌치프라이ㆍ냉동식품과 같은 가공식품은 지방이 없는 탄수화물 식품처럼 보이지만 눈에 보이지 않는 지방이 매우 많이 들어 있다. 더구나 이런 식품들에는 지방을 흡착해 몸 밖으로 내보내는 식이섬유 함량이 적어 우리 몸에 훨씬 더 쉽게 흡수된다.

그렇다고 해서 지방의 섭취를 제한해선 안 된다. 지방이 없으면 배가 훨씬 더 빨리 고파져 비만을 유발할 수 있기 때문이다. 따라서 다이어트를 위해서는 지방이 전혀 없는 식품보다는 지방이 약간 들어 있는 식품을 먹는 것이 좋다. 그래야만 포만감을 주고 위에서 머무는 시간이 길어져 음식을 적게 먹을 수 있다. 이에 전문가들은 샐러드를 먹더라도 저지방 드레싱보다는 지방이 적당히 들어 있는 올리브유나 식초, 허브 등을 곁들여 먹는 것이 건강에 더 좋다고 조언한다.

나쁜 지방,
트랜스지방의 두 얼굴

달콤한 향기로 포장된 치명적인 위험인자

돼지기름이나 쇠기름처럼 포화지방산이 많은 동물성 기름은 실온에서 고체 상태를 유지한다. 반면, 불포화지방산이 많은 옥수수기름·콩기름·면실유 등의 식물성 기름은 실온에서 액체 상태를 유지한다. 이에 식품 제조업체에서는 액체 상태인 식용유에 수소를 첨가해 반고체 상태로 만들어 팔고 있는데, 그것이 바로 마가린이나 쇼트닝이다. 그렇다면 왜 식물성 기름에 수소를 첨가하는 것일까.

옥수수기름이나 콩기름과 같은 식용유는 불포화지방산이 많아 공기 중에서 쉽게 산화되기 때문에 오래되면 냄새가 난다. 하지만 기름에 수소를 첨가하면 오랫동안 보관할 수 있을 뿐만 아니라 반고체 상태라서 가공식품을 만드는데도 유용하다.

이처럼 불포화지방산을 함유하는 식물성 기름에 수소를 첨가해 만든 지방을 트랜스지방이라고 한다. 한마디로 기형적인 지방인 셈이다.

트랜스지방을 계속 섭취하게 되면 우리 몸은 필연적으로 필수지방산이 부족하게 된다. 그 결과, 아무리 많은 지방을 섭취해도 여전히 지방이 부족하다고 느낀 나머지 계속해서 음식을 탐하는 악순환으로 이어지게 되고, 이는 결국 비만과 성인병, 심각한 질환을 유발하게 된다. 이에 미국을 비롯한 많은 나라들이 트랜스지방 사용 금지 및 표기를 의무화하고 있으며, 우리나라 역시 지난 2007년 말 가공식품에 대한 트랜스지방 표기를 의무화했다.

우리 몸에 백해무익한 트랜스지방

트랜스지방은 각종 성인병 뿐만 아니라 뇌의 기억 기능에도 치명적인 영향을 미친다. 또한 녹는점이 높기 때문에 체내에서 소화되기가 어렵고 과하게 섭취할 경우 유방암이나 심장병의 원인이 되기도 한다.

미국 캘리포니아대학 연구팀이 45세 이하의 건장한 성인 1,000명을 대상으로 특정 양의 트랜스지방을 먹인 후 단어를 기억하는 기억력 테스트를 실시한 바 있다.

연구팀은 실험 참가자들에게 단어가 적힌 104장의 카드를 보여준 후 하루 뒤에 기억력 테스트를 실시했다. 그 결과, 트랜스지방을 과다 섭취한 그룹은 하루 권장량만 섭취한 그룹에 비해 기억하고 있는 단어의 수가 10% 이상 더 적은 것으로 밝혀졌다. 이에 이 연구를 이끈 비어트리스 골롬브 박사는 "트랜스지방은 체중 증가 및 공격적인 성향, 심장질환 뿐만 아니라 기억력에도 영향을 준다"면서 "트랜스지방이 많이 함유된 비스킷이나 케이크, 가공식품 등을 주의해야 한다"고 강조한 바 있다.

WHO(세계보건기구)는 성인 일인당 하루 트랜스지방 섭취량을 2.2g으로 제한하고 있다. 하지만 전문가들은 백해무익하므로 아예 먹지 않는 것이 좋다고 주장한다. 그렇다면 어떻게 하면 트랜스지방을 현명하게 줄일 수 있을까.

가장 좋은 것은 가공식품보다는 자연식품을 먹는 것이다. 그러나 피할 수 없다면 기름에 튀긴 음식보다는 한식 위주의 식사를 해야 한다. 특히 가공식품을 구입할 때는 제품 포장에 표시되어 있는 트랜스지방의 함량을 반드시 확인해야 한다.

다음은 평소 식생활에서 트랜스지방을 줄일 수 있는 방법이다.

- 마가린과 쇼트닝 등으로 만들어진 가공식품이나 패스트푸드 등 트랜스지방이 많이 함유된 식품의 섭취를 피한다.
- 한 번 사용한 식용유는 다시 사용하지 않는다.
- 채소 · 고기 · 생선은 튀기지 않고 찌거나 구워 먹는다.
- 라면이나 어육 제품은 한 번 삶아 기름을 빼고 조리한다.
- 샐러드를 먹을 때는 드레싱 대신 레몬즙을 이용하고, 마요네즈는 달걀노른자와 신선한 식용유, 식초를 이용해 직접 만들어 먹는다.
- 빵은 부드러운 밀가루로 만든 것보다는 견과류나 곡물로 만든 거친 것을 먹는다.
- 음식을 만들 때 콩기름 대신 참기름이나 들기름 · 올리브유 등의 식물성 기름을 사용한다.

- 식빵에 마가린이나 버터보다는 유자청이나 잼을 발라 먹는다.

- 팝콘 · 나초칩 · 프렌치프라이 · 감자칩 등을 멀리한다.

- 바삭한 프라이드치킨 대신 전기구이 치킨을, 햄버거 대신 채소 샌드위치를 먹는다.

내 몸의 청소부,
식이섬유

전세계가 주목하는 제6의 영양소

거친 음식보다 부드럽고 달콤한 가공식품에 길들여진 결과, 대장
암과 변비 환자가 급증하고 있다. 이는 몸을 깨끗이 청소해주는 식이
섬유의 부족이 낳은 결과이기도 하다.

식이섬유란 '사람이 먹을 수 있는 섬유질'이란 뜻으로 채소·과
일·해조류 등에 많이 들어 있다.

초식동물은 풀이나 나뭇잎 등의 섬유질을 주된 에너지원으로 삼지
만 사람은 그렇지 않다. 인체가 분비하는 소화효소로는 섬유질을 결
코 분해할 수 없다. 때문에 섬유질은 소화되지 않은 채로 대장에 도
달하게 되고, 그 중 일부는 장내 박테리아(대장균)에 의해 당으로 분
해된다. 인체는 이렇게 분해된 당을 흡수한다.

이렇듯 섬유질은 인체에 머물면서 여러 가지 유익한 활동을 한다.
최근 들어 의학자들과 영양학자들은 이 점에 주목하고 있다.

식이섬유는 크게 불용성 식이섬유와 수용성 식이섬유 두 가지로 나뉜다. 불용성 식이섬유는 주로 식물의 세포벽을 만드는 성분으로 셀룰로스와 불용성 헤미셀룰로스 · 리그닌 등이 있다. 그러나 물에 잘 녹지 않는 특성상 우리 몸에 잘 흡수되지 않아 불필요한 물질로 생각하기 쉽다. 하지만 스펀지처럼 물을 잘 빨아들여 대변의 양을 늘리고 장을 통과하는 시간을 단축해 변비와 장염을 예방하는 효과가 있다. 또한 발암성 물질을 흡착해 배설시키므로 대장암의 발생을 억제하며 포만감을 줘 다이어트에도 효과적이다.

불용성 식이섬유를 많이 함유하고 있는 식품으로는 과일과 채소, 밀기울 · 통밀빵 · 시리얼 · 콩비지 등이 있다.

수용성 식이섬유는 식물의 세포벽에 저장되어 있는 섬유소로 펙틴 · 검류 · 가용성 헤미셀룰로스 · 베타글루칸 등이 있는데, 최근 들어 콜레스테롤을 감소시키는 효과가 있다고 해서 각광을 받고 있다. 수용성 식이섬유는 담즙산 · 콜레스테롤 · 독성물질 등을 흡착하고, 조금만 먹어도 포만감을 느낄 수 있기 때문에 내장지방으로 인한 뱃살 제거에 큰 효과가 있다.

수용성 식이섬유를 많이 함유하고 있는 식품으로는 과일과 보리 · 귀리 · 콩류 등이 있다.

식이섬유를 섭취를 늘려야 하는 이유

우리 조상들이 먹던 음식은 현재의 음식에 비해 훨씬 더 많은 양의 식이섬유를 함유하고 있었다. 그러나 과학기술이 발달함에 따라 쌀·보리·밀 등 곡물의 껍질을 벗겨낸 뒤 맛있는 부분만 주식으로 먹기 시작했다. 그 결과, 각종 성인병들이 많이 발생하고 있다.

1970년 영국의 의사 트로웰과 버키트는 아프리카 사람들의 경우 성인병이 적은데 비해 서양 사람들은 성인병이 점점 급증하고 있는 원인으로 식이섬유 섭취 부족을 꼽았다. 그때부터 식이섬유에 대한 관심이 부쩍 높아졌다. 그리고 최근에 와서야 그 동안 필요 없는 부분으로 생각해왔던 곡물 껍질의 중요성에 대해서 다시금 인식하게 되었다.

지난 20년 동안 서양에서는 변비·비만·당뇨병·심장병·대장암과 같은 질병의 원인이 식이섬유 부족에 있음을 여러 차례 강조해왔다. 이에 미국 국립암연구소를 비롯해 미국 심장협회·미국 보건후생성·미국 농무성 등에서도 식이섬유의 섭취를 적극 권장하고 나섰다.

그에 반해 우리의 식이섬유 섭취량은 계속해서 줄고 있다. 김치·나물·콩 등으로 구성된 우리의 전통식단을 보면 식이섬유가 결코 적지 않았다. 하지만 경제 발전과 더불어 식생활이 점차 서양화되면서 문제가 심각해졌다. 섭취 열량 1,000Kcal를 기준으로 식이섬유 추정 섭취량이 1969~1977년 12g, 1978~1986년 11g, 1987~1995년 10g으로 계속해서 줄어들고 있기 때문이다. 이는 지난 2006년 조사에서도 마찬가지였다. 식품의약품안전청이 권고하는 하루 식이섬유 섭취 권장량은 25g이지만 평균 섭취량은 19.8g에 불과했다.

식이섬유는 대장암 예방과 다이어트에도 탁월한 효과가 있다. 특히 하루에 25g씩 꾸준히 섭취할 경우 대장암 발생 위험이 절반으로 줄어든다는 보고가 있다. 그렇다면 식이섬유는 어떻게 대장암을 예방할까.

육류와 동물성 지방을 먹으면 이를 소화시키기 위해 담즙산의 분비가 촉진될 뿐만 아니라 이를 소화시키는 데 많은 시간이 걸리기 때문에 장에 내용물이 머물러 있는 시간 역시 길어진다. 그 결과, 대장 점막세포가 손상되면서 암세포가 발생하기 좋은 환경이 만들어진다. 반면, 식이섬유를 권장량 이상으로 섭취하게 되면 음식물이 장을 통과하는 시간이 단축된다. 그 결과, 발암물질이 대장 점막과 접촉하는 시간 역시 줄어들게 된다.

또한 식이섬유는 대장 안의 유익한 세균에 영향을 끼쳐 발암물질의 작용 자체를 억제한다. 대장암 환자와 일반인의 식이섬유 섭취량을 4~5단계로 나눠 비교했을 때 식이섬유를 가장 많이 먹은 그룹이 가장 적게 먹은 그룹에 비해 대장암 발병이 2배나 낮았다는 연구 결과도 있다.

최근 다른 곡물에 비해 영양소와 항산화 성분이 풍부한 이른바 슈퍼곡물이 큰 인기를 끌고 있다. 렌틸콩 · 치아시드 · 와일드라이스 · 귀리 · 병아리콩 · 아마란스 · 아마시드가 대표적으로, 모두 식이섬유가 풍부한 식품들이다. 이는 그만큼 식이섬유가 건강에 좋다는 방증이기도 하다.

식이섬유는 감자류 · 채소 · 과일 · 해조류에 풍부하며, 하루에 최소한 20~25g정도 섭취하는 것이 좋다. 만일 음식으로 섭취하기가 힘들다면 건강기능식품으로라도 반드시 섭취해야 한다. 단, 충분한 물과 함께 먹는 것이 좋다.

각종 식품의 식이섬유 함량

식 품	함 량	식 품	함 량	식 품	함 량
보리겨	70	고사리	48	귀리	10
콩비지	57	밀기울	45	고구마	9.8
더덕	57	참두릅	39	통밀빵	9.3
참나물	54	콩	19	감자	7.0
미나리	49	보리	15	밀가루	3.1
달래	47	통밀가루	14	백미	1.1

식이섬유 보충제, 과연 먹어야 하나

식이섬유가 관심을 받다보니 식이섬유 보충제 역시 각광을 받고 있다. 이에 폴리덱스트로스 · 미강(쌀겨) · 사과주스 부산물 · 대두박 · 밀기울 · 구아검 · 펙틴 등이 현재 개발되어 판매되고 있다.

그렇다면 이런 식유섬유 보충제는 우리 몸에 얼마나 유용할까.

결론적으로, 전혀 먹지 않는 것보다는 분명 도움이 된다. 하지만 식이섬유 보충제보다는 식이섬유가 많이 들어있는 식품을 직접 섭취하는 것이 좋다. 천연자원으로부터 섭취한 식이섬유는 오랫동안 복용해도 안전하기 때문이다. 갑자기 보충제 등으로 식이섬유를 너무 많이 섭취하게 되면 위를 팽창시키거나 설사, 변비 등의 부작용을 일으킬 수 있을 뿐만 아니라 비타민이나 무기질 등을 흡착, 배출시켜 영양 결핍 현상을 초래할 수도 있다.

한편, 칼슘 · 철분 · 마그네슘 등 미네랄 보충제를 복용할 때는 식이섬유를 잠시 멀리 할 필요가 있다. 식이섬유가 변비 · 비만 · 대장암 예방을 돕는 귀한 성분인 것은 분명하지만 미네랄과 식이섬유를 동반 섭취하게 되면 미네랄의 체내 흡수율을 떨어뜨리기 때문이다.

우리 몸의 윤활유, 무기질과 비타민

전세계 인구의 3분의 1이 무기질과 비타민 결핍

유니세프(UNICEF, 국제연합아동기금)에 의하면, 전세계 인구의 30%가 미네랄과 비타민 결핍으로 알려져 있다. 그 결과, 수많은 사람들이 만성피로 및 각종 질병에 고스란히 노출되어 있다.

우리 몸을 유지하기 위해서는 탄수화물·단백질·지방 등 에너지를 만드는 식품이 반드시 필요하다. 그러나 그것만으로는 우리 몸을 결코 유지할 수 없다. 에너지를 만들려면 무기질과 비타민이 반드시 필요하기 때문이다. 자동차가 휘발유로만 움직일 수 없고 윤활유가 필요하듯, 우리 몸 역시 에너지만으로는 결코 유지할 수 없다. 이에 무기질과 비타민과 같은 윤활유가 반드시 필요하다.

정제한 식품이나 가공식품에는 탄수화물·단백질·지방은 많이 들어 있는 반면, 무기질과 비타민은 거의 들어 있지 않다. 그러나 우리 몸에 이러한 미량 원소를 넉넉하게 보충하지 않으면 체질이 나빠

질 뿐만 아니라 각종 성인병에 고스란히 노출되기 쉽다. 따라서 정제하지 않은 거친 음식으로부터 이러한 미량 원소들을 직접 섭취해야만 한다.

음식을 불에 태우면 유기물질은 모두 타버리고 재만 남게 되는데, 이때 남는 재가 바로 무기질이다.

무기질은 어떤 한 가지 특정 영양소를 말하는 것이 아니다. 칼슘 · 칼륨 · 나트륨 · 인 · 마그네슘 · 철분 등 몸의 성장과 유지를 위해 소량이지만 반드시 필요한 모든 영양소 일컫는다. 무기질은 비타민처럼 열량은 없으나 인체의 신진대사를 활성화시키는 작용을 한다. 때문에 섭취량이 적을 경우 신체 이상을 야기해 질병이 발생할 수도 있다. 그러나 과잉 섭취할 경우 그 부작용 역시 만만치 않다. 따라서 약을 통해 별도로 섭취할 것이 아니라 쇠고기 · 달걀 · 브로콜리 · 강낭콩 같은 음식을 통해서 얻는 것이 가장 좋다.

만일 육식을 하지 않는 채식주의자라면 권장량의 두 배 정도를 섭취하는 것이 좋다. 왜냐하면 식물성 식품을 통한 무기질 섭취율의 경우 동물성 식품에 비해 훨씬 낮기 때문이다.

그렇다면 무기질에는 어떤 종류가 있으며, 우리 몸속에서 어떤 역할을 할까.

❶ 늙어서 고생하지 않으려면 많이 먹어야 하는 뼈 건강의 수호신, 칼슘

우리 몸에서 칼슘의 역할은 매우 중요하다. 뼈와 이빨을 형성할 뿐만 아니라 혈액 · 근육 · 내장 · 신경 등에 포함되어 있어 이들 조직을 안정시키는 역할을 하기 때문이다. 또한 신경의 흥분을 중화시키고, 근육수축 작용을 하는가 하면 혈액 응고에도 중요한 영향을 미친다. 혈관에 좋지 않은 포화지방산을 몸 밖으로 배설해 고혈압·당뇨병·대장암 등을 예방하기도 한다. 때문에 칼슘이 부족하면 어린이의 경우 성장이 부진해지고, 성인은 골다공증·요통·신경통 등에 시달리게 된다. 칼슘이 부족하면 제일 먼저 뼈나 장기에서 빠져나가기 때문이다.

폐경기 여성들이 골다공증으로 고생하거나 아이를 여럿 낳은 여성들의 이빨이 모두 망가지고 허리가 꼬부라지는 것 역시 칼슘 결핍 탓이다. 또한 칼슘이 부족하게 되면 체내에 쌓이는 젖산을 중화시키지 못하기 때문에 매사에 초조하고 신경질적인 성격으로 변하게 된다. 커피와 탄산음료를 즐기는 심한 스트레스 환자에게 칼슘을 공급했더니 짜증이 줄고 안정적이 되었다는 연구결과가 그 반증이다.

그럼에도 불구하고, 우리 국민의 칼슘 섭취량은 매우 낮다. 국민건강영양조사(2013년 기준)에 따르면, 한국인의 칼슘 섭취는 권장량(하루 700mg)의 71.7% 수준에 불과했다. 이런 현상은 비단 어제오늘의 일이 아니다. 조사를 시작한 1998년(71.1%)부터 15년째 만성적인 칼슘 부족 상태에 놓여 있기 때문이다. 특히 50세 이상 남녀의 경우 칼슘 섭취량이 매우 부족해 골밀도에 악영향을 끼친다는 연구결과가 있는데, 남성보다는 여성이, 그리고 나이가 들어감에 따라 더욱 심각한 것으로 나타났다.

그렇다면 부족한 칼슘을 채우려면 무엇을 얼마나 먹어야 할까.

칼슘이 풍부한 채소·두부·멸치 등으로 균형 잡힌 식단을 짜는 것이 중요하다. 전문가들은 그 중에서도 먹기 쉽고 칼슘 흡수가 가장 잘되는 우유와 두부를 추천한다. 하루에 우유 두 잔과 두부 반 모 정도만 먹으면 칼슘 권장량을 채울 수 있기 때문이다. 그 밖에 칼슘을 많이 함유하고 있는 식품으로는 요구르트·치즈·해조류·곡류 등이 있다.

칼슘은 비타민D와 같이 섭취할 경우 흡수율을 훨씬 더 높일 수 있다. 비타민D는 보조식품도 있지만 햇빛을 적절히 쐬어주는 것으로도 하루 필요량을 충분히 채울 수 있다.

❷ 칼슘의 친구이자 적, 인

인은 우리 몸에 필요한 필수무기질 중 하나로 칼슘과 더불어 뼈와 치아, 세포막, 유전자를 구성하는 원소이다. 문제는 과다하게 섭취할 경우 소장에서 칼슘의 흡수를 방해해 뼈는 물론 심혈관질환을 발생시킬 위험이 높다는 것이다.

칼슘과 인의 가장 이상적인 섭취 비율은 1:1이다. 그러나 한국인의 하루 평균 인 섭취량은 이를 넘어서고 있다. 2011년 국민건강통계에 의하면, 하루 평균 1,216mg의 인을 섭취, 칼슘에 비해 무려 2.2배나 많은 양을 먹고 있다. 그만큼 거의 모든 식품에 광범위하게 포함되어 있으므로 결핍될 일이 거의 없다고 할 수 있다.

❸ 침묵의 살인자 고혈압의 주범, 나트륨

나트륨은 평소 우리가 즐겨 먹는 음식에 아주 많이 함유되어 있다. 특히 염소와 결합하면 염화나트륨, 즉 우리에게 익숙한 소금이 된다.

나트륨은 우리 몸속에서 칼륨과 함께 신경이나 근육에 자극을 전

달할 뿐만 아니라 혈액과 세포외액의 체액 균형, 즉 삼투압을 조절하는 매우 중요한 역할을 한다. 또한 근육이나 신경의 흥분을 가라앉힐 뿐만 아니라 칼륨 등 기타 미네랄의 흡수를 돕기도 한다. 하지만 지나치게 섭취할 경우 고혈압·신장질환 등의 순환기 질병이 발생할 우려가 높다.

우리가 매일 먹는 소금에 충분히 들어 있기 때문에 부족할 염려가 없으니, 오히려 너무 짜게 먹지 않도록 주의해야 한다.

❹ 스트레스를 죽이는 미네랄, 마그네슘

마그네슘은 근육의 긴장과 이완에 반드시 필요한 무기질로 혈압을 낮춰주는 역할을 한다. 또 조골세포(뼈세포를 만드는 세포)를 도와 뼈를 더 단단하게 만들 뿐만 아니라 부갑상선호르몬과 비타민D 등에도 영향을 미쳐 골밀도 증가에 기여한다. 실례로, 폐경기 이후에 증가하는 골다공증을 예방하기 위해 마그네슘을 섭취할 경우 어느 정도 효과가 있는 것으로 나타났다.

마그네슘의 효능은 여기서 그치지 않는다. 최근 학계에서 인체의 근육조직에서 무려 3,751개에 이르는 마그네슘 결합 부위를 발견해 화제가 된 바 있다. 이는 마그네슘이 우리 몸속에서 상상 이상의 역할을 하고 있음을 의미한다.

이처럼 마그네슘은 현대인들에게 필요한 여러 가지 기능을 갖고 있어 '스트레스를 죽이는 미네랄'로 불리기도 한다. 하지만 부족한 경우가 심심치 않게 발생되고 있어 문제가 되고 있다.

그렇다면 마그네슘은 어떻게 섭취해야 할까. 기본적으로 마그네슘은 녹색 잎을 가진 채소와 견과류 · 콩류 · 곡류식품에 풍부하다. 하지만 도정과정에서 80% 이상이 손실된다. 따라서 정제하지 않은 상태로 먹는 것이 좋다.

❺ 나트륨 배출을 도와 혈압을 조절하는 무기질, 칼륨

신체 기능을 유지하는 데 있어 꼭 필요한 성분 중 하나가 바로 칼륨이다. 칼륨은 성인의 몸 안에 약 4g 정도 함유되어 있는데, 그 중 체액에는 0.07g만 있고 나머지는 세포내액에 있다.

칼륨은 나트륨과 함께 세포내의 액체 균형을 유지하고, 근육을 수축하는데 필요하며, 심장 박동을 유지하는데도 필요하다. 또한 나트륨 배출을 도와 혈압을 낮춰주는 역할도 한다. 감자 · 바나나 · 시금치 등 과일과 채소 · 콩 · 요구르트 · 고기 · 연어와 같은 생선에 많이 들어 있다.

❻ 빈혈 치료와 예방에 효과만점, 철분

철분은 헤모글로빈을 형성하는데 있어 반드시 필요한 무기질로 산소를 운반하는 역할을 한다. 따라서 부족할 경우 빈혈에 걸리기 쉽다. 하지만 아직도 전세계 인구의 25% 이상이 철분 결핍으로 인해 고생하고 있으며, 우리나라 역시 임신 여성이나 성장기 어린이, 청소년에게서 철분 부족 현상이 나타나고 있다.

우리가 섭취한 철분은 약 10% 정도만이 우리 몸속에 흡수된다. 그러나 같은 철분이라고 해도 동물성 식품에 들어 있는 철분은 흡수가 잘 되는 반면 식물성 식품에 들어있는 철분은 흡수가 잘 되지 않는 특성이 있다. 따라서 식물성 식품을 먹을 때는 철분의 흡수를 도와주는 비타민C를 함께 섭취하는 것이 좋다. 그러나 녹차에 들어 있는 탄닌이나 커피에 들어 있는 카페인의 경우 철분의 흡수를 방해할 수 있으므로 가능한 적게 마셔야 하며, 마시더라도 식사시간이 훨씬 지난 후 마시는 것이 좋다.

그렇다면 철분을 보충하기 위해 철분 보충제를 먹는 것이 좋을까.

철분이 풍부한 식품과 비타민C를 충분히 섭취하면 철분 보충제를 굳이 복용할 필요가 없다. 보충제만 따로 먹게 되면 흡수도 안될 뿐만 아니라 위장염이나 변비·위장장애 등의 부작용을 일으킬 수 있기 때문이다. 그럼에도 불구하고, 보충제를 꼭 복용해야한다면 전문가와 충분히 상의한 후 복용하는 것이 좋다.

철분이 많이 들어 있는 식품으로는 육류·어패류·계란 노른자·닭고기·생선 등 동물성 식품과 곡류·조·콩류·견과류·브로콜리와 같은 녹색채소류·버섯·해조류·스피룰리나 등 식물성 식품이 있다.

❼ 면역력 강화에 좋은 미네랄, 아연

아연은 우리 몸에서 면역체계·성장·DNA 생산·상처치료·효소 활성·감각 등에 관여하는 중요한 미량 원소이다. 하지만 체내에 저장되지 않는 특성상 음식물을 통해 섭취해야만 한다.

아연은 면역력 강화에도 도움이 된다. 핀란드 헬싱키대학에서 진행한 연구에 따르면, 감기에 걸린 아이들이 아연을 섭취한 경우 그렇지 않은 아이들에 비해 병을 앓는 기간을 42%까지 줄일 수 있었다는 보고가 있다.

세계보건기구에서 정한 아연의 하루 권장 섭취량은 성인 15~17㎎, 7~9세 아이들의 경우 4.5㎎이다. 하지만 면역력이 떨어져 있거나 성장이 더딘 아이들, 입맛이 없는 아이들의 경우에는 하루 15mg 이상 섭취하는 것이 좋다. 하지만 지나치게 많이 섭취하게 되면 구리나 철분의 흡수를 저해할 수 있으니 주의해야 한다.

아연을 많이 함유하고 있는 식품으로는 굴·육류·가금류·조개·달걀 및 유제품 등이 있다.

❽ 갑상선 호르몬의 중요한 원료, 요오드

요오드는 75%가 갑상선에 존재하여 갑상선 기능을 활성화하고 신진대사를 활발하게 한다. 부족할 경우 갑상선 기능 저하로 인해 신진대사 기능이 떨어질 뿐만 아니라 체온 저하·비만·부종·수족냉증 등을 유발할 수 있다. 특히 무리한 다이어트와 영양 불균형적인 식사는 요오드를 몸 밖으로 배출시킬 수 있으므로 주의해야 한다.

요오드는 우리 몸의 활성산소와 유해물질을 제거하여 기본적인 면역력을 높여주는 역할을 할 뿐만 아니라 암세포의 성장을 억제하는 역할도 한다.

요오드를 많이 함유한 식품으로는 미역·다시마 등의 해조류와 어패류가 있다.

❾ 강력한 항산화 물질, 셀레늄

셀레늄은 항산화물질로 활성산소를 제거해 노화를 지연시키고 해독과 면역력을 높이는 것으로 알려져 있다. 특히 최근에는 비타민E 보다 무려 2,000배 이상 뛰어난 강력한 항산화 효과가 있는 것으로 밝혀져 화제가 되기도 했다.

셀레늄이 부족하면 근육통과 관절통을 비롯해 머리카락이 가늘어지거나 잘 부러지고 손톱과 발톱에 흰 반점이 생길 수 있다. 또 만성적인 셀레늄 결핍은 자가 면역 갑상선 질환인 하시모토 갑상선염을 일으키게 된다고 알려져 있다.

셀레늄의 하루 권장 섭취량은 약 50㎍이며, 최대 400㎍ 이상 넘지 않는 것이 좋다. 과다하게 섭취할 경우 독성의 위험이 있고, 부작용이 나타날 수 있기 때문이다. 셀레늄의 일반적인 부작용 증상으로는 우울증·불안증·구토·메스꺼움·탈모 등이 있으며, 숨 쉴 때 마늘 냄새가 날 수도 있다.

셀레늄을 많이 함유한 식품으로는 육류의 내장과 해산물·버섯·양배추·효모 등이 있다.

젊음과 건강을 유지하는 필수영양소, 비타민

1860년대까지만 해도 과학자들은, 질병은 병원균에 의해서 일어나기 때문에 병원균만 잘 관리하면 병에 걸리지 않을 것으로 생각했다. 그러나 질병은 병원균뿐만 아니라 먹는 식품에 의해서도 진행된다는 사실을 알게 되었다. 비타민과 같이 미량으로 필요한 성분이 있어야만 우리 몸이 건강을 유지할 수 있다는 사실을 비로소 깨닫게 된 것이다.

비타민은 1912년 영국 리스터 연구소의 펑크에 의해 처음 발견되었다. 그는 쌀겨 속에서 우리 몸에 반드시 필요한 필수 성분을 발견하고 이를 '바이탈 아민'이라 불렀다. 그것이 지금의 비타민으로, 그후 비타민A · B · C · D · E · K 등 많은 종류의 비타민이 계속해서 발견되었다.

비타민은 이제 없어서는 안 될 가장 중요한 영양소 중 하나가 되었다. 젊음과 건강을 유지하는 데 있어 반드시 필요한 필수영양소이기 때문이다. 그러나 체내에서 스스로 합성하지 못하기 때문에 반드시 음식물 등을 통해 보충해줘야 한다.

비타민은 크게 물에 녹지 않는 지용성비타민(A · D · E · F · K · U)과 물에 잘 녹는 수용성비타민(B복합체 · C · 비오틴 · 폴산 · 콜린 · 이노시톨 · L · P)으로 나뉜다.

중요한 것은 비타민이라고 해서 모두 우리 몸에 이로운 것은 아니라는 것이다. 적절한 식사를 하지 못하는 사람에게는 유용한 약물이지만, 제때 식사를 하는 건강한 사람이 과다 섭취할 경우 오히려 해가 될 수도 있다. 예컨대, 수용성비타민은 대부분 소변 등으로 배설되기 때문에 다소 과해도 큰 문제가 없지만 지용성비타민의 경우 과다 섭취하게 되면 간에 축적되어 각종 부작용을 유발할 수도 있다. 특히 비타민A는 피로 · 두통 · 만성구토 · 설사 · 식욕부진 · 체중감소 · 자연유산 · 기형아 출산 등을, 비타민D는 두통 · 변비 · 신장 및 심혈관계 손상 · 다뇨증상 등을 유발할 수 있다. 또 비타민E는 항응고제 섭취시 출혈시간 연장은 물론 두통 · 설사 · 빠른 맥박 · 극심한 피로 ·

지방간·고지혈증 등이 나타날 수 있다. 이밖에 비타민B$_3$는 혈관확장·피부충혈·저지혈증·고혈당증·간 손상 등을, 비타민B$_6$는 심각한 지각신경장애를, 비타민B$_{12}$는 다혈구혈증·신장 비대 및 손상 등을 유발할 수 있다.

또 다른 약물성분과의 상호작용 등으로 인해 예기치 않은 부작용을 초래할 수도 있다. 따라서 음식 외의 비타민이 필요하다고 생각되는 경우에는 자신의 질환과 건강상태 등에 따라 전문의나 약사의 도움을 받은 후 복용하는 것이 좋다.

❶ 암과 만성질환을 예방하는 비타민A·C·E

비타민A·C·E 등은 암과 만성질환을 예방하기 때문에 큰 관심을 끌고 있다.

우선, 비타민A는 '베타카로틴'이라 불리며 시력이나 피부 건강에도 큰 도움을 준다. 또 항산화작용을 해 암을 예방하기도 한다. 따라서 부족하면 야맹증을 일으키고, 피부가 거칠어진다. 또한 지용성으로 지방이나 기름과 결합했을 때만 체내로 흡수되며, 동물의 간·생선 간유·전지분유·달걀·녹황색 채소(당근· 시금치 등)·해조류(김·미역 등)에 많이 들어 있다.

비타민C는 수용성으로 '아스코르빈산'이라고 불리며, 뼈와 이, 잇몸을 튼튼하게 해주고, 상처를 치유해준다. 또 세포를 서로 연결하는 시멘트 역할을 하는 콜라겐을 만드는 데 있어 반드시 필요하다. 그러나 열·빛·물·산소 등에 쉽게 파괴되므로 오래 보존하려면 공기와 접촉하지 않은 상태로 찬 곳에 보관하고, 조리할 때 역시 짧은 시간에 끝내는 것이 좋다. 부족할 경우 콜라겐 합성을 저해해 괴혈병을 일으켜 잇몸 부종과 출혈 등이 나타날 수 있으며, 만성피로 · 코피 · 소화 장애 · 우울증 등이 나타나기도 한다. 반면, 과다 섭취할 경우에는 설사 · 복통 · 위산 과다 · 잦은 소변 · 수면 장애 · 불안감 · 골다공증 · 두통 · 저혈당 등의 증세가 나타날 수 있으니 주의해야 한다. 감귤류 · 풋고추 · 녹색채소 · 토마토 · 감자 등에 많이 들어 있다.

다른 지용성 비타민이 간에 저장되는 것과는 달리 비타민E는 지방 조직에 저장된다. 또한 강력한 항산화 작용으로 인해 암을 예방하고 생식기능을 도와 유산과 불임을 치료한다. 거의 모든 식품에 들어 있고, 특히 곡물의 배아와 식물성 기름에 많이 들어 있다.

❷ 에너지 대사에 반드시 필요한 비타민B

흔히 '티아민'이라고 불리는 비타민B1은 탄수화물이 에너지를 발생시키는 데 있어 반드시 필요하며, 심장과 신경조직이 작용하는 데도 사용된다. 부족하면 식욕 부진 증상이 나타난다. 돼지고기 · 간 · 고기 · 생선 · 계란 · 도정하지 않은 곡물 · 콩 · 호두같은 견과류와 감자 등에 많이 들어있다.

'리보플라빈'이라고 불리는 비타민B2는 대사작용을 돕고 피부 · 소화기 · 폐의 건강에 필요하다. 간 · 유제품 · 고기 · 브로콜리 · 아스파라거스 · 계란 · 녹색채소류 등에 많이 들어 있으며, 부족하면 입술이 터지는 병이 생긴다.

비타민B3는 '나이아신'이라고 불리며, 세포의 대사에 필요하고 탄수화물로부터 에너지를 방출하는데 사용된다. 호르몬과 DNA를 만드는데도 필요하다. 고기·닭고기·해산물·견과류·녹색채소류·견과류 등에 많이 들어 있고, 부족하면 피부염을 일으킨다.

비타민B$_6$는 '피리독신'이라고 불린다. 에너지를 만드는데 필요하고, 호르몬 합성, 신경계에 관여하는 화학물질을 만드는데도 이용된다. 고기·닭고기·생선·도정하지 않은 곡물·콩·바나나·녹색채소류 등에 많이 들어 있으며, 부족하면 발육부진을 일으킨다.

비타민B$_{12}$은 '코발아민'이라고 하며, 엽산과 함께 적혈구를 만드는데 필요하다. 고기·닭고기·생선·계란·유제품 등 주로 동물성 식품에 많이 들어 있으며, 부족하면 빈혈을 일으킨다.

❸ 여성에게 좋은 비타민D·K·엽산

비타민D는 칼슘의 흡수를 돕는 역할을 하며 뼈와 이의 건강에 반드시 필요하다. 우유·생선·계란 노른자 등에 많이 들어 있고 햇빛을 받으면 피부 밑에서 합성된다. 부족할 경우 구루병에 걸린다.

비타민K는 혈액을 응고시켜주는 역할을 한다. 녹색채소류·곡물·녹차·콩·감자 등에 많이 들어 있다.

비타민B$_9$로 불리는 '엽산'은 비타민B$_{12}$와 같이 적혈구를 만드는데 필요하고, 유전물질을 만드는데 있어 매우 중요한 역할을 한다. 부족할 경우 빈혈뿐만 아니라 피로·설사·건망증·과민반응·식욕부진·두통·우울증·노인성 치매 등을 일으킬 수 있으며, 자궁암이나 대장암을 일으킬 수도 있다. 시금치·브로콜리·레몬·바나나·딸기 등 과일과 채소에 많이 들어 있다. 그러나 요리를 하면 대부분 파괴되므로 가능한 한 날로 먹는 것이 좋다.

비타민은 만병통치약이 아니다

언젠가부터 비타민제는 꼭 먹어야 할 필수품이 되어버렸다. 방송에서도 비타민 섭취의 중요성을 거듭 강조한다. 그러나 음식을 통해서도 충분히 섭취할 수 있는데 따로 비타민제를 챙겨먹을 필요가 있을까.

보건복지부와 질병관리본부가 매년 시행하는 국민건강영양조사 결과에 따르면, 음식을 통한 영양소 섭취량의 경우 비타민A는 남자 115%, 여자 108%, 비타민B_1은 남자 208%, 여자 171%, 비타민B_2는 남자 112%, 여자 107%로 나타났다. 반면, 비타민C 섭취량의 경우 남자 97%, 여자 101%로 남자가 3% 덜 섭취하는 것으로 나타났다.(2013년 기준)

문제는 이 수치가 음식을 통한 섭취량만을 측정한 것이라는 점이다. 비타민 보충제까지 고려하면 수치는 당연히 더 높아진다.

비타민제를 지나치게 많이 섭취할 경우 오히려 해가 될 수 있다. 예컨대, 비타민B · C 등 수용성 비타민은 많이 섭취해도 물에 잘 녹기 때문에 몸 밖으로 배출될 수 있지만 비타민A · D · E · K 등 지용성 비타민은 지방에만 녹기 때문에 지나치게 많이 섭취하면 배출되지 않고 간이나 지방 조직에 쌓여 오히려 건강을 악화시킬 수 있다.

비타민은 아주 소량만으로도 인체 내에서 효과적으로 그 역할을 수행할 수 있다. 따라서 하루 세끼 식단을 골고루 먹는 것만으로도 필요한 비타민을 모두 섭취할 수 있다. 넘치면 오히려 독에 불과하다.

비타민이 만병통치약이란 생각은 버려야 한다. 꼭 필요한 적정량을 복용해야만 제대로 된 효과를 볼 수 있기 때문이다. 실제로 독일 식품의약청은 국민들에게 베타카로틴(비타민A)이 첨가된 주스나 영양제의 구매를 절제하라고 권고한 바 있다. 영국 보건부 역시 비타민B_6을 하루 10g 이상 섭취하지 말 것을 권고하였다. 또 미국 보건복지부는 비타민제의 부작용이 속출하고 있는 상황에 대해 유감을 표명하고, 비타민 영양제의 판매 허가 조건을 강화하겠다고 발표한 바 있다.

여기에는 공통점이 있다. 비타민이 충분하게 섭취되고 있으며 오히려 과다 섭취된 비타민이 국민의 건강에 해를 끼치고 있다는 것이다. 때문에 음식물을 골고루 먹는다면 굳이 비타민제를 따로 복용할 필요가 없다. 하지만 오랫동안 다이어트를 하거나 아파서 음식을 제대로 못 먹는 사람, 술이나 담배를 많이 하는 사람, 음식을 가려먹는 사람, 채식을 하는 사람, 매일 햇볕을 쪼일 수 없는 사람 등은 비타민을 제대로 섭취하지 못할 경우가 많기 때문에 비타민제를 복용할 필요가 있다. 단, 빈 속에 먹으면 효과가 없으므로 반드시 음식과 함께 먹어야 한다.

밥을 바꾸면
건강이 보인다

적게 먹더라도 아침을 반드시 먹어야 하는 이유

얼마전 '1일 1식' 또는 '간헐적 단식'이 열풍을 일으켰다. 이는 영양 과잉이 낳은 사회적 현상이라고 할 수 있다. 1일 1식과 간헐적 단식은 아침식사를 하지 않는 것을 전제로 하고 있다. 그렇다면 과연 아침을 먹지 않는 것이 우리 몸에 좋을까.

결론부터 말하자면, 전혀 그렇지 않다. 아침을 꼭 챙겨먹어야 하는 이유 중 하나는 바로 '두뇌 회전'에 있다. 뇌 활동이 활성화하기 위해서는 많은 영양분이 필요한 데, 영양분이 일정한 간격으로 때에 맞춰 공급되어야만 집중력·기억력·암기력·이해력 등 학습을 돕는 뇌 활동이 활발하게 이루어질 수 있다.

아침식사를 거르게 되면 특별히 느끼지는 못해도 뇌속의 중추가 식욕에 대한 흥분상태로 지속되게 된다. 이에 우리 몸은 욕구 불만으로 인한 불안정한 상태가 되며, 이로 인해 쉽게 화가 나고 짜증이

나는 등 예민해지게 된다.

또한 아침을 거르게 되면 뇌가 배고픈 현상에 집중한 나머지 무기력해질 뿐만 아니라 집중력과 사고력 역시 평소보다 떨어지게 된다. 여기에 오랫동안 공복상태였다가 한꺼번에 많은 음식을 섭취하게 되면 위에 부담을 주게 된다. 나아가 혈당 역시 갑자기 높아져 인슐린 분비가 늘어나 영양분을 체지방으로 저장한다. 살은 찌우면서 영양 상태는 불균형 한 실속 없는 식사를 하게 되는 것이다.

날씬한 몸매를 유지하기 위해서도 아침식사는 필수다. 배가 고픈 상태에서 밥을 먹게 되면 폭식과 과식을 유발할 수 있기 때문이다. 나아가 부족한 영양분을 채우기 위해 섭취한 음식을 체지방으로 쌓게 되며, 이는 곧 비만으로 이어진다.

아침식사는 대부분 그날의 에너지원으로 소비될 뿐만 아니라 신진대사를 활성화시킨다. 때문에 아침을 먹는 것이 먹지 않는 것보다 다이어트에 효과적이다. 뿐만 아니라 아침식사는 활발한 신진대사와 함께 장운동을 촉진해 숙변과 변비를 없애준다.

아침식사를 거르면 그 여파는 저녁까지 미치게 된다. 아침을 먹지 않는 것에 대한 보상심리가 발동해 과식을 하게 만드는 것이다. 저녁에 과식을 하게 되면 대부분의 열량이 체내지방으로 축적될 뿐만 아니라 더부룩함에 다음 날 아침까지 거르게 만든다. 아침을 거르는 것과 저녁에 폭식하는 것이 서로 악순환되는 것이다.

하루 두 끼밖에 안 먹기 때문에 적게 먹는다고 생각하는 것은 착각이다. 또 장기적으로 봤을 때, 아침을 먹지 않는 사람이 먹는 사람보다 비만·고혈압·당뇨병·심장병 등에 걸릴 확률이 높다는 연구결과도 있다. 이렇듯 아침식사는 신체적·정신적으로 매우 중요한 역할을 한다.

건강한 다이어트를 위해서도 아침식사는 필수

다이어트를 한다는 이유로 아침을 굶는 사람들이 많다. 그러나 연구결과에 의하면, 아침을 굶는 사람들보다 아침을 먹는 사람들이 더 살이 찌지 않는다고 한다. 왜냐하면 아침을 먹어야만 신진대사를 촉진해 효과적으로 칼로리를 소모할 수 있기 때문이다. 아침에 일어나면 에너지가 필요하다. 그런데 아침을 굶게 되면 신진대사 속도가 느려지기 때문에 칼로리를 소비하는 속도 역시 느려져 오히려 살이 더 찌게 된다.

아침을 굶으면 일시적으로 노폐물이 분비되고, 식욕을 떨어뜨리기 때문에 몇 시간 동안은 배가 고프지 않을 수도 있다. 그러나 일단 먹기 시작하면 다시 식욕이 돌아와 오히려 과식을 할 우려가 높다. 칼로리를 소비하는 속도는 이미 느려져 칼로리를 잘 태울 수 없는데 한꺼번에 많이 먹으면 어떻게 되겠는가. 당연히 칼로리를 다 소비하지 못한 채 몸속에 지방으로 저장되게 된다. 그러니 살이 찌는 것은 당연하다. 따라서 아침식사를 거르기보다는 반드시 챙겨먹되 탄수화물이나 지방 등 칼로리가 높은 식사를 피하고 과일과 야채로 비타민이나 무기질을 보충하는 것이 좋다. 아침에 식사를 거르거나 간단히 먹을 경우 몸을 유지하는데 있어 반드시 필요한 미량의 영양소들을 섭취하기 어렵기 때문이다.

살을 빼려면 밥부터 바꿔라

흰쌀밥과 같은 부드러운 음식은 탄수화물이 많을 뿐만 아니라 칼로리 역시 매우 높다. 때문에 살을 빼려면 현미밥이나 잡곡밥과 같은 거친 음식을 먹어야 한다. 그래야만 식사량도 줄일 수 있고 살도 뺄 수 있다.

흰쌀밥 한 공기를 먹으면 약 300kcal를 섭취하게 된다. 이를 운동으로 소모하려면 3.6km 정도를 달려야 한다. 그러나 현미밥이나 잡곡밥으로 식사를 대신하게 되면 칼로리도 줄고 포만감으로 인해 먹는 양 역시 줄어들게 된다.

아침을 빵이나 케이크로 때우는 사람들이 있는데 빵이나 케이크는 흰밀가루에 흰설탕·소금·버터·마가린·쇼트닝 등 칼로리가 높은 첨가제 등을 이용해서 만들기 때문에 살이 찌기 쉬울 뿐만 아니라 식이섬유 부족으로 인해 변비에 걸릴 우려도 높다. 또한 흰쌀밥이나 흰빵은 쉽게 소화가 되어 혈당을 높이고 인슐린 분비를 촉진한다. 이것이 계속되다 보면 췌장의 인슐린을 분비하는 세포가 지친 나머지 더 이상 인슐린을 분비하지 못하게 되어 당뇨병에 걸리게 된다. 그러므로 흰쌀밥이나 흰빵 대신 현미·보리·잡곡밥 등 인슐린을 적게 분비하는 음식으로 바꿀 필요가 있다.

그러나 지금까지 먹어 오던 밥을 갑자기 바꿔 먹는다는 게 결코 쉬운 일은 아니다. 그러므로 먹다가 도저히 먹을 수 없을 때는 멈춰도 좋다는 생각을 가지고 시작하는 것이 좋다. 그래야만 스트레스를 받지 않지 않기 때문이다.

잡곡밥에 적응이 잘 안되면 한 가지 잡곡만 조금 섞어서 밥을 해먹어도 좋다. 서서히 바꿔 지속적으로 먹는 것이 중요하기 때문이다. 그렇게 천천히 음미하면서 밥을 먹다 보면 어느 순간 흰쌀밥이 먹기 싫어질 때가 오게 된다.

슬로푸드가 과식과 폭식을 막는다

밥·국·김치, 그리고 간단한 반찬 몇 가지로 구성된 우리의 전통식단은 필수영양소를 골고루 섭취할 수 있는 매우 좋은 형태의 식단이다. 또한 현재 우리가 먹는 식단의 경우 지방 섭취량이 계속해서 증가하고 있어 큰 문제가 되고 있는 반면, 우리의 전통식단은 지방 섭취가 비교적 적은 편이다.

그러나 단순히 밥만 많이 먹어서는 안 된다. 밥은 탄수화물이 주성분이기 때문에 처음에는 배가 부르지만 30분만 지나면 다시 배가 고파지기 때문이다. 설탕을 물에 타 마시는 것과 같이 혈당이 갑자기 올라갔다가 떨어지는 것이다. 특히 성장기 아이들의 경우 아침밥을 먹었는데 불구하고 금방 배가 고프다고 하는 경우가 있는데, 바로 이런 이유 때문이다. 그렇다면 뭘 먹으면 배가 덜 고플까.

단백질이나 지방이 많은 음식을 먹으면 탄수화물이 많은 음식을 먹는 것보다 배가 덜 고플 수 있다. 즉, 흰쌀밥 대신 현미밥을 먹고, 지방이나 단백질이 들어 있는 음식을 조금 곁들여 먹으면 위에서 머무는 시간이 길어져 배가 덜 고프다. 예를 들면, 현미밥에 달걀 하나 정도를 곁들이면 훨씬 더 오랫동안 견딜 수 있을 뿐만 아니라 다음 식사 때 과식을 피할 수 있다. 또 단백질이 풍부한 음식을 이용할 경우 칼로리 역시 자동으로 줄일 수 있다는 장점이 있다. 단백질이 탄수화물에 비해 포만감이 훨씬 더 크기 때문이다. 즉, 탄수화물이 많은 100kcal의 음식을 먹는 것보다는 같은 칼로리에 해당하는 단백질이 함유된 음식을 먹는 편이 다이어트에 훨씬 더 유리하다.

나아가 똑같은 탄수화물이라고 하더라도 슬로푸드일수록 포만감이 더 오래 간다. 즉, 흰빵이나 케이크 등은 쉽게 배가 꺼지는 반면, 현미밥이나 통밀 빵은 더 오랫동안 포만감이 유지된다. 여기에 후식으로 오렌지나 사과를 먹으면 풍부한 섬유질로 인해 포만감을 더 오랫동안 유지할 수 있다.

슬로푸드를 이용한 하루 식단

식 사	음 식	칼로리(Kcal)	총 칼로리(Kcal)
아 침	율무, 쥐눈이콩가루를 섞은 두유 1잔	80	580
	오곡밥 1/2 공기	140	
	생선구이 2토막	140	
	미역국 1인분	80	
	무말랭이 60g	20	
	취나물 60g	20	
	김치 60g	20	
	사과 1개	80	
점 심	오곡밥 1공기	280	620
	콩나물무침 70g	20	
	비지찌개 1인분	120	
	우엉무침 60g	20	
	꽁치구이 1/2 마리	80	
	김 3장	30	
	멸치볶음 15g	35	
	귤 1개	35	
간 식	저지방 우유 1잔	80	120
	생오이와 생당근	60	
저 녁	현미밥 1/2공기	140	460
	채소 샐러드 1인분	100	
	두부 된장국 1인분	80	
	미역무침 70g	20	
	미나리무침 70g	20	
	김치 60g	20	
	사과 1개	80	
총 칼로리	–	–	1,800

간식,
먹어야하나, 먹지 않아야하나

간식은 3~4시간마다 먹는 것이 좋다

　간식을 먹는 것이 좋을지, 하루 세끼만 먹는 것이 좋을지 고민하는 사람들이 많다. 예전에는 무조건 간식은 안 먹는 것이 좋다고 했다. 하지만 최근에 실시한 연구들을 보면, 간식을 먹는 것이 안 먹는 것에 비해 과식하지 않게 되어 체중조절에 훨씬 더 효과적이라는 주장이 많다. 간식을 먹게 되면 폭식을 피할 수 있기 때문이다. 또한 똑같은 양을 먹더라도 한꺼번에 많이 먹기보다는 조금씩 자주 먹는 편이 지방을 적게 저장한다. 따라서 저지방 우유나 칼로리가 낮은 채소와 과일 등을 간식으로 조금씩 자주 먹으면 다이어트에 유리하다.

　칼로리를 효과적으로 소모하기 위해서는 적당한 시기에 적당량을 섭취하는 것이 좋다. 특히 남아도는 칼로리가 지방으로 저장되지 않고, 혈당과 에너지를 항상 일정한 수준으로 유지하기 위해서는 3~4시간마다 간식을 먹는 것이 좋다.

　가장 이상적인 식단은 아침식사로 하루에 필요한 칼로리의 약 25%를 섭취하고, 점심에 25%, 저녁에 25%, 그리고 간식으로 25%를 섭취하는 것이다.

특히 성장기 아이들의 경우 성장에 필요한 에너지를 공급받기 위해서라도 반드시 간식을 챙겨줘야 한다. 간식은 영양분을 보충할 뿐만 아니라 공복감에서 오는 불안감을 없애고, 피로를 회복시키며, 휴식을 취하게 하는 등의 매우 중요한 역할을 하기 때문이다.

뭘, 어떻게, 언제 먹는 것이 가장 좋을까

그렇다면 간식으로는 뭐가 좋을까. 우리 몸에 필요한 영양소를 보충해줄 수 있는 음식이 좋다. 예를 들면, 토마토주스·저지방 우유·당근·오이 등은 칼로리가 낮으면서도 우리 몸에 필요한 영양소를 충분히 공급해준다. 따라서 매우 유익한 간식이라고 할 수 있다.

하지만 우리가 즐겨먹는 간식은 부드럽고 달콤한 것들이 대부분이다. 아이스크림·초콜릿·청량음료·햄버거·피자·빵 등이 대표적이다. 이런 간식들은 지방·설탕·소금 등이 많이 들어 있고, 칼로리가 높아서 살만 찌우고, 비타민이나 무기질처럼 성장에 필요한 영양소가 거의 없기 때문에 그다지 도움이 되지 않는다. 따라서 가능한 먹지 않는 것이 좋다.

또한 무계획적인 간식은 식욕을 감퇴시키고, 식사시간을 불규칙하게 만들며 편식을 조장한다. 초등학교 아이들의 약 60%가 편식을 하고 있다는 조사결과가 그 반증이다. 그러므로 아이들에게는 간식시간을 일정하게 프로그램화 할 필요가 있다. 그렇다면 간식은 하루 중 어느 때 주는 것이 가장 좋을까.

일단, 식사시간에 가까워져 간식을 주게 되면 식욕을 떨어뜨리기 때문에 피하는 것이 좋다. 시간적으로는 점심과 저녁 사이인 오후 3~4시경이 가장 좋다. 오후에 쌓인 피로를 회복시켜줄 수 있을 뿐만 아니라 저녁을 먹는 데도 부담이 없기 때문이다.

문제는 밤에도 간식을 줘야 하냐는 것이다. 요즘 아이들, 특히 중고생들의 경우에는 공부를 하느라 새벽까지 책상 앞에 앉아 있는 경우가 많다. 그러다보니 당연히 배가 고프다. 과연 이때도 간식을 줘야 할까.

자기 전에는 가능한 간식을 먹지 않는 것이 좋다. 특히 고단백질 음식이나 피자 · 견과류 · 아이스크림 등은 반드시 피하는 것이 좋다. 칼로리가 몸속에 쌓여 비만의 원인이 될 수 있을 뿐만 아니라 수면을 방해하기 때문이다. 하지만 오이나 당근과 같은 가벼운 채소나 우유 한 잔 등은 하루의 긴장을 풀 수 있어 큰 도움이 된다.

저녁은 가능한 한 일찍, 가볍게 먹어라

"밤에 먹으면 살이 찐다는 이야기를 수없이 들어왔지만 이와 같은 속설을 뒷받침할 만한 연구결과는 거의 없다. 또 사람의 신체는 음식이 들어오는 시간을 전혀 인식하지 못한다. 따라서 식사시간과 체중 사이에는 아무런 상관관계가 없다."

미국 오리건 보건대학 주디 캐머런(Judy Cameron) 박사의 말이다. 그녀에 의하면, 식사시간과 체중 사이에는 아무런 연관관계가 없다. 문제는 식사를 한 뒤 그것을 소화시키지 않은 채 잠을 자는 것이다.

그렇다. 깜깜할 때 먹는다고 해서 밝을 때 먹는 것보다 반드시 살이 더 찌는 것은 아니다. 왜냐하면 우리 몸은 어둡다고 해서 칼로리를 더 천천히 태우는 것이 아니기 때문이다. 그러나 음식을 먹은 뒤 충분히 소화를 시키지 않고 잠자리에 들게 되면 음식물이 미처 다 소화되지 않은 채 지방으로 바뀌어 몸속에 쌓이게 된다. 때문에 저녁은 가능한 일찍, 가볍게 먹는 것이 좋다.

음식의 종류에 따라 다르지만 음식이 소화되는 데까지 걸리는 시간은 대략 4시간이다. 따라서 잠자리에 들기 4시간 전부터는 가능한 음식을 먹지 않는 것이 좋다. 그래도 계속해서 뭔가 먹고 싶다면 저녁을 먹은 후 바로 이를 닦는 것이 좋다. 그렇게 해서 더 이상 음식을 먹을 수 없다는 사실을 뇌가 스스로 인식하도록 해야 한다. 그래도 참을 수 없다면 차라리 일찍 잠을 자는 것도 좋은 방법이다.

살아 있는
영양소를 섭취하라

음식은 조리하게 되면 영양소의 50~80%가 파괴된다

일반적으로 음식은 익혀서 먹어야만 소화가 잘 되는 것으로 알고 있다. 어느 정도 맞는 말이다. 쌀·밀·콩과 같은 곡물의 경우 생으로 먹게 되면 소화가 잘 안 되기 때문이다. 하지만 대부분의 음식은 생으로 먹어도 충분히 소화를 시킬 수 있다. 또한 생으로 먹었을 때 영양가가 훨씬 더 풍부하다. 특히 채소는 생으로 먹거나 녹즙을 만들어 먹으면 무기질·비타민·엽록소·효소 등의 생리활성물질을 살아 있는 상태 그대로 섭취할 수 있어 훨씬 더 유용하다. 익히거나 끓였을 경우에는 영양소 파괴율이 50%에서 많게는 80%에 육박한다는 것이 학계의 정설이다.

육류 역시 지나치게 가열하면 고기 속에 들어 있는 단백질 분해 효소가 파괴되어 덜 익힌 것보다 오히려 소화가 잘 안 될 수 있다.

생식을 하게 되면 식품이 위나 장에서 물과 교질상태를 이룬다. 교질상태란 고체물질이 소화액과 함께 섞여 있는 상태를 말한다. 교질 상태가 되면 소화가 오히려 더 잘된다. 요리를 할 때 열을 가하면 고체물질이 굳어져 소화액이 침투하기 힘들어지기 때문이다. 만일 요리를 하더라도 영양가를 유지하고 소화가 잘되게 하려면 찌거나, 데치거나, 가볍게 볶아만 주는 것이 좋다. 가열을 하더라도 약하게 살짝 익혀 먹어야만 소화가 더 잘 된다. 너무 오랫동안 끓이거나 구우면 소화도 안될 뿐만 아니라 효소와 비타민이 모두 파괴될 수 있다.

요리하지 않고 식품을 먹을 수 있는 또 다른 방법은 식품을 발효시키는 것이다. 식품을 발효시키면 우리 몸에 이로운 효모나 젖산균 같은 균들이 효소를 분비해 탄수화물이나 단백질을 분해할 뿐만 아니라 발효되는 동안 비타민과 같은 무기질이 생기게 된다. 간장 · 된장 · 고추장 · 젓갈 · 김치 · 술 등이 대표적인 발효식품이다.

생식을 할 때 주의해야 할 점

일반적으로 우리가 먹는 음식의 약 40~50%는 날로 먹는 것이 훨씬 좋다. 실제로 주위에서 당뇨 · 고혈압 · 비만 등 만성적인 질병으로 고생하던 사람들이 생식을 통해 이를 고치는 경우를 적지 않게 볼 수 있다.

보통 생식이라고 하면 동물성 식품을 배제하고 완전히 식물성 식품만 먹는 것으로 오해하는 사람들이 있다. 하지만 생식을 하더라도 생선이나 달걀 등 동물성 식품을 반드시 보충해줘야만 한다. 동물성 식품을 지나치게 제한하다 보면 부족한 영양소에 대한 욕구가 더욱 강렬해질 수 있기 때문이다.

생식을 할 때는 가장 먼저 주의해야 할 점은 무엇보다도 안전성이다. 때문에 지역에서 생산된 믿을 수 있는 유기농산물을 선택하는 것이 가장 좋다. 또한 갑자기 실행하기보다는 천천히 시작해서 양을 점점 늘려가는 것이 좋다.

채식도 잘못하면 건강을 해친다

채식을 고집하는 사람들이 점점 늘고 있다. 이에 따라 채식주의자들을 위한 식당과 음식 역시 급증하고 있다.

채식을 하면 혈중 콜레스테롤을 낮출 수 있을 뿐만 아니라 고혈압 · 당뇨 · 암 등 각종 성인병을 예방할 수 있다는 장점이 있다. 특히 당뇨나 성인병으로 고생하는 사람들은 도정하지 않은 곡물 · 콩 · 과일과 채소 등 채식 위주의 식사를 하면 훨씬 더 유용하다. 섬유질이 많기 때문에 혈당이 올라가는 것을 방지하고 지방 함량 및 칼로리가 낮아 몸을 가볍고 건강하게 만들어주기 때문이다. 또한 채식주의자들이 육식주의자들보다 더 오래 산다는 것은 이미 널리 알려진 사실이다.

하지만 채식이 좋다고 해서 무조건 채식만 하게 되면 비타민B12와 칼슘 · 아연 등이 부족한 나머지 자칫 건강을 해칠 수도 있다. 때문에 성장기 아이들이나 임산부의 경우 채식만 하는 것을 반드시 피해야 한다. 또 시작하기 전에 충분히 계획을 세우고 전문가와 상의하는 것이 좋다.

비타민B12는 하루에 필요한 양이 0.1~0.75μg1(μg=1/1,000mg) 정도로 매우 극소량이지만 동물성 식품에만 존재하며, 부족할 경우 악성 빈혈을 일으킬 수 있다. 따라서 동물성 식품을 어느 정도 함께 먹어 줘야 한다.

비타민D와 아연 역시 채식주의자들에게 부족하기 쉬운 영양소 중 하나다. 비타민D는 체내에서 칼슘의 흡수를 돕기 때문에 뼈의 건강에 필수적이다. 따라서 달걀·우유·버터·생선 간·쇠고기·닭고기·굴 등과 같은 동물성 식품의 섭취가 반드시 필요하다.

또 하나 유의할 점은 채식만 한다고 해서 반드시 체중이 줄어드는 것은 아니라는 것이다. 고기를 먹지 않더라도 칼로리가 높은 우유·치즈·땅콩·호두 등을 많이 먹게 되면 혈액 속의 지방이나 콜레스테롤 함량이 그대로 유지되기 때문에 살이 빠지지 않게 된다.

중요한 것은 채식을 한다고 해서 무조건 식물성 식품에만 의존해서는 안 된다는 것이다. 자칫 잘못하면 영양 결핍이나 오히려 건강을 더 악화시킬 수도 있기 때문에 세심한 관리와 주의가 필요하다.

패스트푸드의
불편한 진실

패스트푸드를 멀리해야 하는 이유

패스트푸드(Fast-food)라는 말은 '주문은 물론 먹는 데 시간이 오래 걸리지 않는다'는 뜻에서 유래한 말이다. 패스트푸드의 가장 큰 단점은 칼로리가 높아서 살이 찌기 쉽다는 것이다. 실제로 햄버거·감자튀김·콜라로 구성된 햄버거 세트 메뉴의 칼로리는 무려 1천 칼로리가 넘는다.

패스트푸드의 칼로리 중 절반 정도는 지질(지방)로부터 나온다. 이에 햄버거나 감자튀김 칼로리의 약 48%는 지질로 구성되어 있다. 또한 패스트푸드에는 나트륨이 지나치게 많이 들어 있다. 특히 햄버거의 경우 하루 나트륨 권장량의 3분의 1이 들어 있을 정도다. 그만큼 영양은 부족하고 칼로리는 높다고 할 수 있다.

서양 사람들은 패스트푸드의 이런 단점을 보완하기 위해서 거친 음식인 채소와 과일이 들어 있는 샐러드를 함께 먹는다. 그래서 패스트푸드를 파는 가게 옆에 샐러드만 파는 식당이 따로 있을 정도다.

그에 반해 우리나라 사람들은 샐러드에 익숙하지 않다. 그러다보니 샐러드를 사먹을 곳 역시 마땅치 않아 콜라와 함께 패스트푸드를 먹곤 한다. 하지만 콜라의 경우 카페인이 들어 있기 때문에 철분의 흡수를 방해할 뿐만 아니라 설탕 함량이 높아 충치의 원인이 되기도 한다. 또 인을 많이 함유하고 있어 칼슘의 흡수를 떨어뜨려 뼈의 성장과 유지에도 문제를 일으킨다. 따라서 패스트푸드를 먹을 때는 샐러드를 곁들이거나 콜라 대신 물, 오렌지주스 또는 우유와 함께 먹는 것이 좋다.

아이들에게는 엄마의 사랑이 담긴 '엄마표 음식'이 필요하다

거친 음식은 시간이 걸리더라도 정성을 들여 직접 요리를 해서 먹어야 제 맛이 난다. 화학조미료로 맛을 내기보다는 시간과 정성을 들여 직접 요리해야만 원래의 식품에서 우러나오는 맛을 낼 수 있기 때문이다. 예를 들면, 국을 끓이더라도 멸치 · 다시마 · 무 · 양파 · 버섯 등을 물에 넣고 오랫동안 끓이면 화학조미료보다도 훨씬 더 구수한 맛을 낼 수 있다.

미국의 한 통계를 살펴 보면, 50년 전에는 집에서 요리를 하는 시간이 하루에 2시간 정도였지만 지금은 평균 20분도 채 되지 않는다고 한다.

우리나라 역시 이와 비슷하다. 그만큼 바쁘게 살아가고 있다는 반증이다. 이를 다시 바꿔 말하면, 지금의 아이들은 엄마가 만들어주는 따뜻하고 사랑이 담긴 음식이 아닌 식당이나 식품회사에서 대량으로 만든 인스턴트 식품이나 패스트푸드를 먹고 있다는 것이다. 그러다 보니 골고루 영양을 섭취할 수 없기 때문에 몸이 아프고, 심리적으로도 불안정하다. 그 아이들은 속으로 과연 어떤 생각을 하고 있을까.

아이들에게 인스턴트 식품이나 패스트푸드를 먹이는 부모들에게 이렇게 묻고 싶다.

"당신이 사랑하는 아들딸이 무표정한 얼굴로 패스트푸드를 먹고 있는 모습을 한 번쯤 생각해보았는가?".

아이들에게 정말 필요한 것은 공부나 돈이 아니다. 아이들에게 가장 필요한 것은 엄마의 사랑과 정성이 가득 담긴 엄마표 음식이다.

굿바이 패스트푸드! 지금 세계는 슬로푸드 운동 열풍

슬로푸드는 패스트푸드의 반대말로, 전통적인 방법으로 재배한 농산물을 재료로 만든 음식을 의미한다. 슬로푸드운동은 1986년 이탈리아 로마에 다국적 패스트푸드 업체인 맥도널드가 문을 열면서 자국의 전통음식이 사라질 것을 우려한 카를로 페트리니에 의해 처음 시작되었다. 이후 스위스 · 독일 · 미국 · 프랑스 등 전세계로 확산되었다.

창립자 페트리니는 100년 전 사람들은 100~120종류의 음식을 먹었는데 반해 지금은 겨우 10~12개 밖에 먹지 못하고 있으며, 갈수록 사라져 가는 전통 음식을 살려야 한다고 주장했다. 나아가 패스트푸드가 사람들의 다이어트만 망치는 것이 아니라 맛있는 음식을 천천히 먹는 즐거움, 가족과 친구들이 함께 모여 음식을 나누는 모임과 사교의 의미도 잊게 만들었다고 주장하였다.

현재 패스트푸드는 지구촌 구석구석까지 파고들며 음식의 맛을 획일화시키고 있다. 그런 상황에서 벌어지고 있는 슬로푸드운동은 빨리 조리된 음식과 빨리 먹는 식사를 의미하는 패스트푸드에 반대할 뿐만 아니라 생산성과 거침없는 속도로 앞을 향해서만 나가는 대량생산 문명에 대한 반발이기도 하다.

진짜 살을 빼고 싶다면 식습관부터 바꿔라

스트레스가 비만을 부른다

기분이 나쁘거나 스트레스가 쌓이면 마구 먹는 사람들이 있다. 또 똑같은 스트레스를 받더라도 살이 찐 사람들은 마른 사람들에 비해 훨씬 더 많이 먹는다. 따라서 다이어트를 하려면 스트레스부터 줄여야 한다. 만일 일 때문에 스트레스를 받는다면 잠시 일에서 벗어나는 것도 좋은 방법이다.

숨을 깊이 들이쉬는 방법 역시 추천할만하다. 숨을 깊이 들이쉬게 되면 산소를 더 많이 들이마시게 되어 신진대사가 원활해질 뿐만 아니라 원기를 회복할 수 있기 때문이다. 또한 가벼운 운동을 하는 것 역시 좋다. 과격한 운동을 하게 되면 다른 종류의 스트레스가 생기게 되어 오히려 체중이 늘어날 수 있으므로 10분 정도 가볍게 걷는 것이 좋다.

명상을 하는 것도 스트레스를 줄일 수 있는 좋은 방법이다. 아침이나 저녁 시간을 이용해 10분 정도 명상을 통해 마음을 다스리거나 하루 동안 쌓인 스트레스를 풀다보면 몸도 마음도 가벼워지는 것을 느낄 수 있다.

우울할수록 바쁘게 움직여라

우울증과 음식은 밀접한 관련이 있다. 특히 설탕이나 카페인이 많이 들어 있는 음식을 먹게 되면 비타민B가 고갈되어 우울증이 생기기 쉽다. 따라서 쿠키나 사탕 등의 가공식품을 먹기보다는 보리나 수수, 조가 섞인 잡곡밥이나 과일, 채소와 같은 비타민B가 풍부한 거친 음식을 먹는 것이 좋다.

우울하거나 기분이 가라앉으면 탄수화물이 많은 식품이 먹고 싶어진다. 탄수화물은 뇌에서 기분을 조절하는 물질인 '세라토닌'을 증가시키기 때문이다.

특히 평소 우울증이 있는 사람이 혼자서 식사를 하게 될 경우 외롭고 우울한 나머지 과식을 할 가능성이 높다. 그럴 때는 녹차나 허브차를 마시면 마음의 안정을 찾을 수 있다. 또 혼자 조용히 있기보다는 친구들에게 전화를 걸어 수다를 떨거나 사진첩을 정리하는 등 바쁘게 시간을 보내는 것이 좋다. 사우나를 하거나 에어로빅을 하는 등 활동을 많이 하는 것 역시 먹는 기회를 줄일 수 있는 좋은 방법이다.

텔레비전 보는 시간을 줄여라

텔레비전 시청이 비만의 원인 중 하나로 보고되고 있다.

미국 유타 주에 있는 브리검영대학 터커 교수가 4,771명의 여성들을 대상으로 조사를 한 결과, 텔레비전을 하루 3시간 이상 시청하는 사람들은 1시간 이내로 시청하는 사람들보다 훨씬 더 뚱뚱한 것으로 나타났다.

텔레비전을 많이 보게 되면 운동량이 적어져 몸을 유지하는데 필요한 기초대사량이 줄어들 뿐만 아니라 칼로리를 적게 소모하기 때문에 자연스럽게 살이 찌게 된다. 더욱이 텔레비전을 보면서 군것질까지 한다면 그 정도는 더욱 심할 것이다. 따라서 텔레비전을 보는 시간을 줄이는 것은 물론 텔레비전을 보면서 음식을 먹는 습관을 바로 잡을 필요가 있다. 과식이나 폭식 역시 피해야 한다.

가장 중요한 것은 식사량을 줄이는 것

많이 먹고 운동해서 살을 빼기란 결코 쉽지 않다. 예를 들면, 사과 하나를 먹고 이에 해당하는 에너지를 운동해서 소비하려면 30분을 걸어야 하며, 도넛 한 개를 먹으면 한 시간은 족히 걸어야 한다.

설악산 입구에서 울산바위까지 두 시간에 걸쳐 올라갔다 내려오면 겨우 60g의 체지방이 소모된다. 하지만 정상에서 점심을 든든하게 먹고 내려오면 체중을 줄이는 데 아무런 도움이 되지 않는다. 골프 역시 마찬가지다. 골프장 18홀을 도는데 보통 4시간이 걸린다고 한다. 4시간 동안 운동을 하면 대략 800kcal 정도를 줄여 체지방 100g을 줄일 수 있다. 하지만 운동 후 출출해서 고기와 함께 맥주를 마시게 되면 체중을 줄이기는커녕 오히려 더 늘어날 수 있다. 무엇보다도 다이어트에는 식사량을 줄이는 것이 가장 중요하다.

진짜 살을 빼고 싶다면 식습관을 바꿔라

정말 살을 빼고 싶은가? 그렇다면 지금까지의 식습관을 전부 바꿀 필요가 있다.

살찐 사람들을 보면 대부분 식습관에 적지 않은 문제가 있는 경우가 많다. 때문에 그런 사람들이 다이어트를 하게 되면 여간해선 살을 뺄 수가 없다. 무조건 굶는다고 해서 살이 빠지는 것이 아니기 때문이다.

중요한 것은 식습관을 바꾸는 것이다. 우선, 이상 체중을 목표로 정하라. 그리고 무작정 굶거나 특정한 음식을 피하기보는 다양한 음식을 조금씩 즐겨 먹되 식사량을 줄이고 과식하지 않아야 한다.

먹고 싶다고 해서 먹을 수 있는 대로 모두 먹었던 습관 역시 버려야 한다. 식단은 영양의 균형을 맞추는 대신 칼로리를 낮춰야 한다. 특히 곡물과 과일, 채소, 유제품, 고기류 등 4그룹의 식품을 골고루 먹어 건강을 유지하기 위해 필요한 모든 영양소를 골고루 섭취하는 것이 중요하다. 또 하나 명심해야 할 점은 반드시 운동을 병행해야 한다는 것이다. 적어도 하루 30분 이상 조깅이나 산책 등을 꾸준히 해야 한다.

살은 찌는 것도 어렵지만 빼는 것은 훨씬 더 어렵다. 따라서 인내심을 가지고 꾸준히 실천해야 한다.

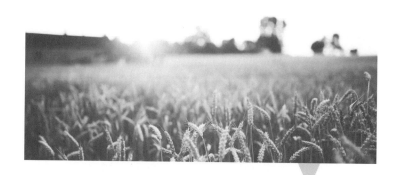

● ● ●

PART 3
자연에서 얻은
최고의 건강 비책,
슬로푸드

암을 예방하고, 치료하는 슬로푸드

비만을 예방하고, 치료하는 슬로푸드

심장질환과 고혈압을 예방하고, 치료하는 슬로푸드

혈전을 없애고, 콜레스테롤을 낮춰주는 슬로푸드

당뇨병을 예방하고, 치료하는 슬로푸드

건강하고, 탄력 있는 피부를 만들어주는 슬로푸드

아이들 두뇌 발달에 좋은 브레인 슬로푸드

암을 예방하고
치료하는 슬로푸드

암을 예방하려면 식단을 바꿔라

암이라는 단어는 그 자체만으로도 공포의 대상이다. 비록 의료기술의 발달로 인해 어느 정도 극복이 가능해졌지만 여전히 생명을 위협하는 가장 무서운 질환이기 때문이다.

2007년 세계보건기구의 발표에 따르면, 세계적으로 매년 620만 명의 새로운 암 환자가 발생하고 있으며, 1,010만 명이 암으로 사망하고 있는 것으로 나타났다. 이 추세가 이어지면 2020년에는 연간 암환자 수가 무려 1,570만 명에 달할 것으로 보인다.

우리나라 역시 예외가 아니다. 2012년 통계청이 발표한 사망 원인 통계에 따르면, 인구 10만 명당 146.5명이 암으로 사망한 것으로 나타났다. 사망 원인 2위와 3위를 차지한 심장질환(52.5명)과 뇌혈관질환(51.1명)에 비하면 훨씬 많은 수치다.

암을 발생시키는 원인으로는 유전적인 요인도 있지만 술·담배·

감염성 질환 및 기타 발암물질 등이 있다. 특히 암 발생의 35%는 음식과 밀접한 관련이 있는데, 술과 짠 음식 · 태운 음식 · 기름기가 많은 음식 등이 암을 일으키는 위험 인자로 알려져 있다.

암을 치료할 수 있는 특별한 음식은 없다. 따라서 특정한 식품에만 의존하는 극단적인 식사로는 결코 암을 치료할 수 없을 뿐만 아니라 오히려 영양 불균형을 초래할 수 있음으로 주의할 필요가 있다. 이에 평소에 암을 예방할 수 있는 식생활을 해야 한다. 그렇다면 과연 어떤 식생활이 암 예방에 좋을까.

우선, 암을 예방하기 위해서는 식이섬유를 많이 섭취할 필요가 있다. 식이섬유는 우리 몸속의 발암성 물질을 흡착한 후 배설시켜 암의 발생을 억제하는 역할을 한다. 즉, 변을 잘 나오게 해 발암성 물질과 장벽의 접촉 시간을 줄이고, 담즙산이 대변 속으로 배출되는 것을 촉진시켜 발암물질의 생성을 억제한다. 식이섬유가 많이 들어 있는 음식으로는 도정하지 않은 곡물과 채소류 · 해조류 등이 있다.

양파와 마늘에 많이 들어 있는 유황화합물 역시 암을 억제한다. 또 녹차 · 홍차 · 감잎 등에 들어 있는 폴리페놀 성분은 활성산소를 제거해주는 항산화제 역할을 한다.

비타민A · C · E 역시 암 예방에 효과가 있다. 항산화작용을 통해 발암성 물질인 니트로사민의 생성을 억제하는 작용을 하기 때문이다. 비타민A는 당근 · 고구마 · 시금치 · 브로콜리 · 간 등에 많이 들어 있으며, 비타민C는 귤 · 오렌지 · 딸기 · 토마토 · 자몽 · 브로콜리 · 시금치 · 감자 등에 많이 들어 있다. 또 비타민E는 식물성 기름 · 곡물 · 브로콜리 · 시금치 등에 풍부하다.

고등어 · 꽁치 · 참치 · 정어리와 같은 등푸른 생선에 많이 들어 있는 오메가3 지방산 역시 항암작용을 한다.

스웨덴 카롤린스카 의과대학 볼크 박사에 의하면, 생선을 많이 먹는 사람은 가끔 먹거나 전혀 먹지 않는 사람들에 비해 전립선암 발병률이 50%나 낮은 것으로 나타났다.

미국 캘리포니아대학 갈랜드 교수 역시 칼슘과 비타민D가 암을 예방한다는 흥미로운 연구 결과를 발표한 바 있다. 대도시에 사는 사람들보다 따뜻한 지역에 사는 사람들이 암에 적게 걸린다는 것이 바로 그것이다. 그에 의하면, 퇴직 후 뉴욕에 사는 사람들과 따뜻한 플로리다에 사는 사람들을 비교한 결과, 플로리다에 살고 있는 사람들의 대장암 발병 비율이 훨씬 더 낮았다. 이는 햇볕을 쬘 기회가 더 많은 플로리다의 경우 비타민D가 더 많이 생성되어 칼슘의 흡수를 도왔기 때문이다.

지방의 산화를 방지하는 셀레늄 역시 항산화제 기능이 있어 항암작용을 한다. 이와 관련해서 대장암 · 위암 · 췌장암 · 간암 환자의 혈청을 조사한 결과, 그들의 셀레늄 농도가 정상인들보다 훨씬 낮은 것으로 나타났다. 셀레늄은 참깨 · 두류 · 곡류 · 브로콜리 · 양배추 · 버섯 등에 많이 들어 있다.

하루 당근즙 반 잔이면 폐암 발생 위험이 절반으로 준다

당근은 요리의 주연이 아닌 조연이다. 각종 요리들을 예쁘게 꾸며

주는 역할을 하기 때문이다.

당근 속에는 카로틴이라는 성분이 많이 들어 있다. 비타민A를 생성하는 모체로 암 예방에 탁월한 효과를 발휘하는 영양소인 카로틴은 우리 몸속에서 생성되지 않는 특성이 있다. 따라서 음식을 통해서 섭취해야 한다. 특히 오이나 당근, 호박과 같은 녹황색 채소에 풍부하게 들어 있는데, 그 중에서도 당근에 가장 많이 들어 있다. 실제로 녹황색 채소 100g당 카로틴 함유량이 $600mg$ 정도인데 비해 당근에는 무려 $7,300mg$이나 들어 있다. 이에 매일 당근즙을 반 잔씩 마실 경우 폐암 발생 위험이 절반으로 줄어든다는 미국 암연구소의 발표도 있었다.

당근은 효능 면에 있어서도 그 어떤 채소나 과일에 뒤지지 않는다.

당근의 성분을 살펴보면 비타민 외에도 수분 88.7%, 단백질 2.0g, 당질 7.2g, 섬유질 0.6g, 칼슘 $43mg$, 인 $34mg$, 철 $1.6mg$, 그리고 티아민 · 리포플라민 · 나이아신 등 각종 미네랄과 무기질이 골고루 들어 있다. 특히 당근에 풍부한 비타민A는 눈의 피로를 개선하고, 상처를 빨리 아물게 하며, 위궤양에 좋다. 보온작용과 혈액순환에 도움을 줘 여름철에 에어컨 때문에 생기는 냉방병을 예방하는데도 도움이 된다. 끓는 물에 당근을 2개 정도 갈아 넣은 후 약한 불로 물이 반으로 줄어들 때까지 달인 다음 벌꿀을 약간 가미해서 먹으면 된다.

한방에서 당근은 인삼에 버금가는 귀한 약재로 쓰인다. 특히 피를 보해주는 작용이 뛰어나 예로부터 여성들의 냉증과 빈혈 뿐만 아니라 저혈압 환자들을 위한 중요한 약재로 사용되어 왔다.

하지만 당근의 효능을 제대로 얻기 위해서는 유념해야 할 사항이 있다. 오이와 같이 비타민C가 풍부한 야채와 함께 즙을 내서 먹으면 안 된다는 것이다. 이는 당근 속에 들어 있는 아스코르비나체라는 성분이 비타민C를 파괴하기 때문이다. 그러나 굳이 함께 먹고 싶다면 약간 데치거나 식초를 조금 쳐서 먹으면 된다.

당근과 가장 궁합이 잘 맞는 식품은 사과다. 이에 주스를 만들 때 사과와 함께 갈아 마시면 맛도 좋아질 뿐더러 비타민의 효능을 더욱 상승시킬 수 있다. 만일 단 맛이 싫다면 레몬을 살짝 넣으면 단 맛이 사라지고 보다 시원한 맛을 즐길 수 있다.

한편, 당근을 고를 때는 살이 부풀어 올라 있고 중량감이 있는 것이 좋다. 꼬리 쪽이 급하게 가늘어지는 것이나 구부러진 것은 피해야 한다. 또 표면이 곱고 매끄러운 것과 색이 진하고 선명한 것이 좋으며, 목이 푸른 것은 재배 도중 얼었거나 가뭄으로 인해 물이 마른 것이므로 피해야 한다.

당근의 효능

❶ 설사를 멈추게 한다

아이들이 갑자기 설사를 할 때 당근은 좋은 치료제가 된다. 하지만 당근을 생으로 먹기 싫어하는 경우가 많으므로 주스로 만들어주는 것이 좋다.

❷ 눈의 피로와 위장 장애에 좋다

당근에 풍부한 카로틴은 눈에 좋을 뿐만 아니라 피로 회복과 위장

장애에도 효과가 좋다. 따라서 눈을 혹사 당하는 수험생이나 운전을 많이 하는 사람들 및 위장 장애가 있는 사람들에게 매우 유용하다.

❸ 감기를 예방해준다

당근은 감염증에 대한 저항력을 키우는 식품으로 잘 알려져 있다. 따라서 호흡기 계통이 약한 사람들이 많이 먹을 경우 감기를 예방하는데 효과가 있다.

❹ 혈당을 낮춰준다

당근이 당뇨병에 효과가 있다는 것은 이미 오래 전부터 알려진 사실이다. 실제로 당근을 섭취한 후 250mg 이상 올라가던 혈당치가 150mg 정도로 낮아진 경우가 적지 않다. 하지만 당뇨병을 치료할 목적으로 당근을 섭취할 때는 당근만 먹는 것보다 사과와 함께 주스로 만들어 먹는 것이 좋다. 사과의 풍부한 섬유질로 인해 부수적인 효과도 얻을 수 있기 때문이다.

암 예방에서 다이어트까지… 불로장수의 영약, 버섯

버섯은 예로부터 독특한 맛과 향기, 풍부한 영양가로 인해 식용 및 약용으로 두루 이용되어 왔다. 특히 중국에서는 불로장수의 영약으로 통했다. 이에 《본초강목》에서 "만병을 퇴치하는 신초로서 장기간 복용하면 몸이 가벼워지고 늙지 않아 신선이 된다"고 했을 정도다.

버섯의 종류는 약 2만 종으로 추정되고 있다. 그 중 우리나라에서 자라는 버섯은 약 1,600여 종이며, 그 중 식용 가능한 것은 30% 정도 되는 것으로 알려져 있다.

예로부터 송이 · 표고 · 느타리 · 팽이버섯은 식용으로 이용되어 왔으며, 영지 · 상황 · 아가리쿠스 · 동충하초 등의 특용버섯은 약용으로 이용되어 왔다.

버섯은 칼로리가 적고 비타민이 많아 다이어트에도 좋다. 따라서 식사 전에 버섯을 먹어 배를 채우면 포만감이 있어 밥을 적게 먹을 수 있다. 특히 향이 좋아 생으로 먹거나 살짝 데쳐서 샐러드로 먹는데, 하루에 한 끼 정도 다른 채소와 함께 신선한 소스로 버무린 버섯 샐러드를 만들어 먹으면 좋다. 단, 너무 오랫동안 익히면 향이 날아가고 질겨지는 특성이 있으므로 굽더라도 살짝만 굽고, 찌개에 넣을 때도 마지막에 넣는 것이 좋다.

버섯의 효능이나 가치에 대한 평가는 어제 오늘의 일이 아니다. 특히 나폴레옹이 유럽 전역에 세력을 떨칠 당시 하루 서너 시간만 자고도 거뜬할 수 있었던 비결 역시 버섯에 있었다는 것은 너무도 잘 알려진 이야기다.

이집트인들 역시 버섯을 '신이 내려준 선물'로 여겼으며, 고대 그리스와 로마인들은 버섯의 깊은 맛을 즐기며 '신의 식품'이라고 극찬하기도 했다.

한편,《동의보감》은 각종 버섯의 효능에 대해서 다음과 같이 소개하고 있다.

❶ 상황버섯

오래된 뽕나무 줄기에서 자생하는 버섯으로 유명하며, 암 예방 및 노화방지, 성인병 예방에 좋다. 특히 자실체로부터 다당체와 단백질을 추출해 실험한 결과, 거의 모든 암에 효과가 있는 것으로 밝혀졌다. 상황버섯 외에도 아가리쿠스·차가버섯·말굽버섯·영지버섯·저령버섯·목이버섯·괴화나무버섯·운지버섯 등이 항암효과 및 면역력 증강에 효과가 있다.

❷ 영지버섯

주로 달여 먹거나 술로 담가 먹으며, 혈압을 낮추는 데 효과가 있다. 또한 암 예방은 물론 피를 깨끗히 하며, 독소를 배출시킬 뿐만 아니라 기침을 멎게 하고 가래를 없애는 효능도 뛰어나다.

❸ 송이버섯

뛰어난 항암효과를 지니고 있다. 특히 다당체 성분의 경우 강력한 항암작용을 할 뿐만 아니라 병에 대한 저항력을 길러준다. 혈중 콜레스테롤 및 노폐물 제거·동맥경화·심장병·당뇨병·고지혈증 등 성인병에 탁월한 효과가 있으며, 피부를 윤기 있고 탄력 있게 만들어준다.

❹ 표고버섯

표고버섯은 특유의 향으로 인해 다양한 요리에 쓰일 뿐만 아니라 단백질이 풍부하고 섬유질이 많아 다이어트 식품으로도 좋다. 특히 돼지고기 등 콜레스테롤이 많은 식품을 섭취할 때 함께 먹으면 섬유소가 콜레스테롤의 흡수를 지연시키는 역할을 한다. 또한 고혈압이나 동맥경화 예방, 면역력 강화에도 효과가 뛰어나다.

❺ 목이버섯

사람의 귀와 닮았다고 해서 붙여진 이름으로 식용버섯 중 식이섬유 함유량이 가장 높다. 이에 장의 연동운동을 촉진시켜 노폐물을 빨리 배출하는데 효과가 있어 변비 예방과 숙변 제거에 좋다. 또한 포도당과 콜레스테롤 등 독소들을 흡수해 배출시키기 때문에 당뇨 조절 및 대장암 예방에도 탁월한 효과가 있다.

❻ 석이버섯

보통 버섯들이 균류로 분류되는 것과 달리 이끼류에 속하는 버섯으로 수확량이 많지 않아 고급 식재료에 주로 사용된다. 절벽이나 화강암에 주로 서식하며 풍미와 향이 독특한 것이 특징이다. 속을 시원하게 하고 위를 보하는 데 좋다.

미국 암협회가 인정한 최고의 슈퍼푸드, 브로콜리

브로콜리는 양배추과에 속하는 녹색채소로 칼로리가 낮고, 장운동을 돕는 등 다이어트에 매우 좋다. 스팀으로 찐 브로콜리 한 컵에는 약 100mg의 비타민C가 들어 있는데, 이는 비타민C가 가장 많은 것으로 알려진 오렌지나 시금치보다 두 배나 많은 양이다. 또한 브로콜리에는 비타민A인 베타카로틴과 엽산이 많이 들어 있는데, 엽산은 집중력과 기억력 향상에 좋다.

브로콜리는 우리 몸의 면역력을 키워주고 노화 억제에도 효과가 있을 뿐만 아니라 위궤양과 위암 예방에도 좋다. 브로콜리와 브로콜리 싹에 들어 있는 설포라페인이라는 성분이 위궤양과 위암의 원인인 헬리코박터균을 죽인다는 사실은 이미 미국 존스홉킨스대학 칼라레이 박사에 의해 밝혀진 바 있다. 이에 미국 암협회에서는 대장암·위암·식도암 등을 줄이기 위해 브로콜리를 일주일에 수차례 섭취할 것을 권장하고 있다.

브로콜리는 수용성 식이섬유와 칼륨 함량이 많아 혈중 콜레스테롤을 줄이고, 칼슘이 많아 뼈와 잇몸에도 좋다. 또한 다른 채소들과 마찬가지로 칼로리와 지방 함량이 낮아 당뇨 환자들에게 좋다.

브로콜리는 꽃봉오리와 줄기를 샐러드나 수프에 넣어 먹기도 하고, 고기요리에 넣기도 한다. 날로 먹기가 어려울 때는 5분 정도 살짝 데친 후 두부와 함께 샐러드를 만들어 먹으면 좋다.

산에서 나는 팔방미인, 산나물

우리나라 산과 들에 서식하는 산나물은 그 종류만도 무려 4천5백여 종에 이른다. 특히 산나물은 농약이나 화학비료를 사용하지 않고 산에서 자연 그대로 자란 식물로 종류에 따라 그 향과 맛 역시 다르다.

산나물은 영양적인 면에서도 일반 채소에 결코 뒤지지 않는다. 특히 암과 같은 성인병 예방과 치료에 좋다. 이는 식이섬유 및 카로틴·비타민C·폴리페놀·사포닌·식물성스테롤 등이 풍부하게 들어 있기 때문이다.

산나물은 봄에 뜯는 것이 가장 좋다. 봄에 채취한 어린 싹은 맛이 순하고 부드러워 먹기 좋을 뿐만 아니라 영양도 풍부하기 때문이다. 대략 저지대는 4월 중순~5월 초순, 중고지대는 5월초에서 하순까지 채취하고 6월 이후가 되면 억세져서 먹기 힘들다. 따라서 봄철에 채취해 3~5분간 데쳐 말려두거나, 살짝 데친 뒤 조금씩 나누어 냉동시켜 뒀다가 필요할 때마다 꺼내 먹으면 좋다.

❶ 냉이

향긋하고 독특한 향 때문에 많은 사랑을 받고 있다. 단백질 함량이 높을 뿐만 아니라 칼슘과 철분 역시 풍부하고, 비타민A가 많아 춘곤증 예방에도 좋다. 또 콜린 성분이 간장활동을 촉진하고 내장운동을 보조해 간장쇠약·간염·간경화 등 간장질환에 좋다. 단, 몸이 찬 사람이 먹으면 몸이 더욱 차게 될 우려가 있으므로 주의해야 한다.

❷ 달래

성질이 매우 따뜻하고 매운 맛을 지니고 있으며 단백질·지방·비타민C·무기질이 풍부하다. 그 중 비타민C는 체내 부신피질호르몬의 분비, 조절에 관여해 피부 노화를 방지하고, 질병에 대한 저항력을 키워줄 뿐만 아니라 빈혈과 동맥경화를 예방한다. 또한 비장과 신장의 기능을 돕고, 위염이나 체했을 때도 좋다. 단, 성질이 따뜻하기 때문에 몸에 열이 많은 사람은 많이 먹지 않는 것이 좋다.

❸ 두릅

칼슘·칼륨·마그네슘 등 미네랄이 풍부하게 들어 있다. 또 단백질이 많고 지방·당질·섬유질·인·칼슘·철분·비타민·사포닌 등이 들어 있어 혈당을 내리고 혈중 지질을 낮춰 당뇨병·신장병·위장병에 좋다. 나아가 사포닌 성분이 혈액순환을 도와줘 피로회복에도 좋으며, 신장이 약한 사람이나 만성 신장병으로 몸이 자주 붓고 소변을 자주 보는 사람이 먹으면 신장 기능이 강화된다. 비타민 파괴를 최소화하기 위해 끓는 물에 살짝 데친 후 초고추장에 찍어 먹는 것이 가장 좋다.

❹ 쑥

신경통과 지혈에 좋은 무기질과 비타민이 풍부하다. 특히 비타민A가 많아 하루에 80g만 먹어도 비타민A 하루 권장량을 모두 섭취할 수 있다. 감기 예방과 해열·해독·구취 작용·혈압 강하·복통에 효과가 있다.

❺ 취나물

'산나물의 왕'이라 불릴 만큼 봄철 미각을 살려주는 대표적인 나물이다. 특유의 향미가 있어서 입맛을 한층 돋아줄 뿐만 아니라 춘곤증 예방에도 좋다. 또한 혈액순환을 촉진시키고, 근육이나 관절이 아플

때, 요통·두통 등에도 효과가 있다.

❻ 머위

통증을 완화시켜주는 효과가 뛰어나 유럽에서 탁월한 항암치료제로 인정받고 있다. 비타민A를 비롯해 비타민 성분이 골고루 함유되어 있으며, 특히 칼슘 성분이 많다.

❼ 민들레

몸속의 열을 없애고 염증을 가라앉히는 작용을 한다. 이에 염증성 질환을 앓고 있는 사람들에게 좋다. 종기·구취·방광염·질염 등에도 효과적이다.

❽ 원추리

나물 중 유일하게 단맛이 나며 몸에 활력을 준다. 별다른 향은 없지만 씹을수록 달콤한 맛이 나기 때문에 어느 양념에나 잘 어울려 다양하게 이용된다. 스트레스와 우울증을 치료할 뿐만 아니라 폐결핵·빈혈·황달·변비·소변 불통 등에도 좋다.

한국인에게 유용한 세계 3대 장수식품, 양배추

양배추는 유럽 지중해 연안이 원산지로 약 4천 년 전부터 재배해온 가장 오래된 채소 중 하나다. 이에 서양에서는 요구르트 및 올리브와 더불어 3대 장수식품으로 꼽힐만큼 몸에 좋은 성분을 많이 갖고 있다. 《동의보감》에서도 양배추의 효능을 확인할 수 있다.

"위장을 보하고 급체를 완화시키는 것은 물론 아픈 것을 그치게 하며 경락을 통하게 한다."

이렇듯 양배추는 오래 전부터 건강 채소로 각광받고 있다. 무엇보다도 소화기 계통 질환을 앓고 있거나 위가 약한 사람들에게 더없이 좋다. 특히 비타민U라고 불리는 'S-메틸 메티오닌'이 들어 있어 위궤양과 십이지장궤양을 완화시키고 위 점막 회복을 촉진해 스트레스나 음주, 불규칙적인 식사 등으로 인한 소화불량과 속쓰림에 좋다. 특히 비타민K는 궤양으로 인한 출혈을 막아줘 짜고 매운 음식을 좋아하는 우리나라 사람들에게 매우 유용하다. 또한 우리 몸에 꼭 필요한 필수 아미노산 중 하나인 라이신이 풍부해 성장기 아이들의 건강식으로도 손색이 없으며, 피를 맑게 해 피부미용과 생리불순에도 좋아 여성들에게도 매우 좋다.

그밖에도 항산화 효능이 우수한 설포라펜이 들어 있어 활성산소를 줄이고 면역력을 높여줘 노화방지에 도움을 줄 뿐만 아니라 뇌세포 손상을 막아서 치매 예방에도 좋다.

뉴멕시코대학 연구진이 밝힌 보고서에 따르면, 양배추를 일주일에 세 번 이상 섭취한 사람은 일주일에 1.5번 또는 그 이하로 섭취한 사람에 비해 72% 정도 유방암 발생률이 감소했다고 한다.

양배추에 함유된 항암 성분과 비타민류는 열에 매우 약하므로 날것으로 먹는 것이 좋다. 하지만 위가 약한 사람의 경우 소화불량이 생길 수도 있으므로 살짝 데쳐 먹는 것이 좋다.

비만을 예방하고
치료하는 슬로푸드

비만을 예방하려면 기 순환이 잘 되는 음식을 먹어라

살을 빼려면 거친 음식을 먹어야 한다. 사과 · 귤 · 토마토 · 당근 · 배추 · 브로콜리 · 양배추 · 아스파라거스 · 쑥갓 · 버섯 · 상추 · 산나물 · 더덕 · 미역 · 다시마 · 감자 · 곤약 등이 바로 그것이다. 이런 식품들은 포만감을 줘서 빨리 배가 부르고 쉽게 꺼지지 않는 특징이 있다. 콜레스테롤 역시 거의 없다. 또한 지방과 나트륨 함량은 물론 칼로리가 낮고, 우리 몸에 이로운 생리활성물질을 다량 함유하고 있다. 단, 이때 주의 할 점은 채소의 경우 오래 저장하면 맛과 영양소가 감소하므로 신선한 것과 제철에 나는 것을 먹는 것이 좋다. 요리할 때 역시 되도록 빨리 익혀 열에 의한 영양 손실을 막아야 한다.

몸이 붓는 것(부종)은 살이 찌기 전에 나타나는 대표적인 증상이다. 몸이 푸석푸석해지거나 무거워지며, 손발이 붓는 것은 몸의 신진대사가 원활하지 못하기 때문으로, 이런 증상은 이뇨작용이 있는 식품을 먹으면 쉽게 해결할 수 있다.

이뇨작용이 있는 식품으로는 메밀·율무·쥐눈이콩·오이·파슬리·우엉·치커리·알로에·해당화 뿌리·동아·포도·민들레·옥수수수염 등이 있다.

스트레스가 많은 사람이나 신경이 예민해서 여기저기 아픈 사람, 소화가 잘되지 않는 사람들일수록 살이 찌기 쉽다. 기 순환이 잘 안되기 때문이다. 이런 경우에는 인체의 기를 잘 통하게 하는 식품을 먹어야 한다. 귤껍질 진피·칡뿌리(갈근)·마·엿기름·샐러리·미나리·솔잎·감잎 등은 기 순환이 잘 되도록 해서 신진대사를 돕는다. 그 결과, 에너지 소모가 많아져 자연스럽게 살이 빠지게 된다. 녹차·마늘·양파·부추·고추·뽕잎 역시 지방의 분해를 촉진해 살을 빼는데 도움을 준다.

조금만 먹어도 배가 부른 마법의 음식, 곤약

곤약의 주원료는 구약나물의 땅속줄기로 감자와 비슷하게 생겨 '구약감자'라고도 부른다. 이것을 말린 뒤 가루로 빻아 응고제를 섞어 끓이면 곤약이 된다.

곤약은 특유의 겔 생성능력 때문에 일본에서는 천 년 전부터 국수·육제품·어육제품 등에 사용되어 왔으며, 중국에서는 비만 치료제로 널리 쓰였다.

우리나라 역시 마찬가지다. 《동의보감》을 보면 생리통이 심한 여성이 곤약으로 찜질을 하면 혈액 순환이 활발해져 통증이 줄어든다는 기록이 있다.

곤약은 '글루코만난(Glucomannan, 만노오스와 글루코오스가 결합해 만들어진 다당류의 일종)'이란 성분이 풍부하다. 식이섬유의 일종인 글루코만난은 수분을 대량으로 빨아들여 부풀어 오르는 성질이 있는데, 곤약을 먹으면 포만감을 느끼는 이유가 바로 이것 때문이다. 또 몸 안에서 부피가 커지면서 장운동을 촉진해 변을 보기 쉽게 한다. 이에 다이어트용 식품으로도 권장되고 있다.

곤약은 당뇨병에도 효능이 있다. 곤약과 다른 음식을 함께 먹으면 글루코만난 성분에 의해 다른 음식이 위와 장을 통과하는 속도가 느려진다. 이에 소화관에서 영양소를 흡수하는 시간이 길어져 식후에 혈당치가 갑자기 상승하는 것을 막아준다.

하지만 곤약이 모든 사람에게 반드시 좋은 것은 아니다. 곤약은 성질이 차갑기 때문에 체질이 차가운 사람은 많이 먹지 않는 것이 좋다.

고단백 저칼로리 식품의 대명사, 두부·비지

두부는 연하고 맛이 담백한 고단백식품으로 예로부터 우리나라를 비롯해 일본·중국 등에서 널리 이용되어 왔으며, 최근에는 서양에서도 그 영양 가치를 인정받아 소비가 크게 증가하고 있다. 특히 채식을 하는 사람들에게 있어 자칫 부족하기 쉬운 칼슘을 보충할 수 있는 최고의 식품 중 하나다.

두부의 원료인 콩은 비타민B_1·B_2·B_6 등이 다른 곡물보다 훨씬 더 풍부하다. 또한 무기질을 다량 함유하고 있어서 칼슘·칼륨·철분 등의 중요한 공급원이기도 하다.

콩에 함유된 알지닌(arginine)이라는 아미노산은 과잉 섭취한 염분을 몸 밖으로 배설시켜 혈압 상승을 막고, 라이신은 콜레스테롤을 감소시키는 효과가 있다. 특히 콩에는 식물성 화학물질인 파이토케미컬(phytochemical)이 풍부하다. 그 중 여성 호르몬과 유사한 작용을 하는 이소플라본이라는 색소가 가장 대표적이다. 이소플라본은 폐경기 여성의 골다공증과 얼굴 화끈거림 등을 예방하며 유방암·난소암·전립샘암 등 각종 암을 예방하는 효과가 있다. 또 파이토케미컬의 일종인 올리고당은 대장암을 예방하는 효과가 있다. 이 밖에도 콩에는 불포화지방산인 레시틴이 많아 중풍과 치매를 예방한다.

하지만 다량 섭취할 경우 부작용이 발생할 수도 있으므로 주의해야 한다. 특히 인이 많이 들어 있기 때문에 신장 질환자의 경우 신장에 무리를 줄 수 있을 뿐만 아니라 칼슘 배설을 촉진해 오히려 칼슘 결핍을 유도할 수도 있다. 이에 성인의 경우 하루에 두유 2~3컵, 두부 반 모, 콩가루 반 컵, 콩 반 컵 정도가 적당하다.

한편 콩속에는 트립신 인히비터(Trypsin inhibitor)라는 단백질이 들어 있는데, 이는 체내 소화 효소인 트립신의 활성을 억제해 단백질의 소화를 방해한다. 따라서 날콩을 먹으면 설사를 하게 된다. 트립신 인히비터는 50~60도 이상 열을 가열하면 쉽게 깨지므로 익혀서 먹는 것이 좋다. 따라서 콩에 열을 가하여 단백질만을 추출해 응고시킨 두부는 소화가 매우 잘될 뿐만 아니라 단백질 함량 역시 매우 높다.

비지는 두부를 만들 때 나오는 부산물이다. 즉, 콩에서 단백질을 추출해 만든 것이 두부이고, 버려지는 찌꺼기가 비지인 셈이다. 그러나 찌꺼기로 버려지는 비지에는 식이섬유가 50~60% 함유되어 있어 다이어트에 매우 좋다. 만일 두부만 먹기 어렵다면 오이·토마토·당근 등 채소나 미역·멸치·볶은 김치 등과 같이 먹는 것이 좋다. 또한 셀러리·피망·당근·양파·마늘 등을 잘게 썰어 넣어 두부 샐러드를 만들어 먹어도 좋다.

소화와 다이어트 식품의 왕, 무·시래기

무는 배추와 함께 우리나라 2대 채소 중 하나다. 이에 예로부터 무를 많이 먹으면 속병이 없고 속살이 예뻐진다고 했다. 이는 무에 소화효소인 디아스타제가 들어 있기 때문이다. 따라서 무를 생으로 먹으면 소화가 잘 되고, 변 역시 잘 나오게 된다. 또한 체했을 때도 무 생즙을 내어 마시면 체증이 금세 뚫린다. 특히 디아스타제는 국수와 같은 밀가루 음식의 소화를 도우며 어혈을 잘 풀어주는 것으로 알려져 있다.

무와 관련해서 한 가지 주목할 만한 사실이 있다. 우리는 무의 뿌리를 먹기 위해서 무를 재배하지만 아랍권에서는 무청을 먹기 위해서 무를 재배한다는 것이다. 무청은 무에서 잘라낸 무잎과 줄기로 무청 100g에는 2.6mg의 비타민A와 70mg의 비타민C, 190mg의 칼슘이 들어 있다. 이는 채소 중 칼슘이 가장 많이 들어 있는 시금치의 2배에 달하는 것이다. 아무 생각 없이 버리는 무청이 비타민C와 칼슘의 보고인 셈이다. 따라서 무청을 그냥 버리지 말고 김치를 담그거나 반찬, 또는 시래기를 만들어 먹는 것이 좋다. 만일 무청을 말리기 어렵다면 살짝 데쳐서 물기를 뺀 후 조금씩 나누어 비닐 팩에 담아 냉동실에 보관해두었다가 국을 끓여 먹거나 나물무침을 해먹어도 된다.

몸속 노폐물을 제거해주는 녹색보물, 미역·다시마

미역은 세계 어느 나라에서나 뛰어난 약리식품으로 각광받고 있다. 옛 소련의 체르노빌 방사능 누출 사고 때는 방사선 치료제와 예방제로, 중국에서는 암의 예방과 치료제로, 미국에서는 최고의 건강보조식품으로 꼽히고 있는 것이다.

우리 조상들 역시 미역국을 즐겨 먹었다. 생일이면 으레 미역국을 먹었고, 아이를 낳은 산모는 3주 동안 미역국을 먹으며 몸조리를 했다. 그만큼 미역은 맛도 좋을 뿐만 아니라 영양가 역시 뛰어나다. 특히 혈액정화·혈압강화·피로회복·변비예방 등에 그 효능이 뛰어나다. 또한 미역에 다량 함유된 양질의 알긴산은 동맥경화와 고혈압·암을 예방해주는 한편 체내의 중금속 제거와 비만 억제에도 도움을 준다.

미역은 노화를 지연시켜 주기도 한다. 또한 갑상선 호르몬을 만드는 요오드 성분이 많아 심장과 혈관의 활동, 체온과 땀 조절, 신진대사 증진에도 큰 효과가 있다. 나아가 칼슘·마그네슘·철분·칼륨과 같은 필수 미네랄을 다량 함유하고 있어 영양 밸런스 유지에도 그만이다. 특히 미역 속에는 우유의 13배, 시금치의 25배, 쌀의 100배에 달하는 칼슘이 들어 있어 뼈 건강은 물론 산후의 자궁 수축과 지혈에 매우 유용하다. 예로부터 미역이 산모의 산후 음식으로 많이 쓰인 것도 이 때문이다.

미역의 사촌격인 다시마는 고혈압에 효능이 있는 수용성 섬유질인 알긴산과 체액을 알칼리성으로 유지시키는 데 필요한 칼륨 · 요오드 · 마그네슘 등 무기질이 풍부하다. 이에 노화를 지연시킬 뿐만 아니라 갑상선 호르몬을 만드는 요오드 성분이 많아 심장과 혈관활동, 체온과 땀 조절, 신진대사 증진에 효과가 뛰어나다. 나아가 칼슘 · 마그네슘 · 철분 · 칼륨과 같은 필수 미네랄을 다량 함유하고 있어 영양 밸런스 유지에도 좋다.

최근에는 고혈압 · 당뇨 등 성인병 예방은 물론 항암효과도 입증되면서 다시마를 이용한 각종 건강보조식품 역시 속속 개발되고 있다.

식욕을 억제하는 귀한 약초, 민들레

흔하디흔한 민들레가 예로부터 귀하게 사용되어온 약초였다는 사실을 아는 사람은 그리 많지 않다. 《동의보감》에서는 민들레를 '포공영' 또는 '포공초'라 칭하며, '청열해독(열을 내리고 독소를 풀어줌)'과 '소종배농(종기처럼 뭉친 것을 풀어주고 고름을 배출함)'의 효능이 있다고 소개하고 있다.

미국의 영양학자 로이 바타베디안 역시 민들레의 효능을 격찬한 바 있다. 그는 채소 영양평가 프로그램에서 3천 가지 채소 가운데 가장 우수한 다섯 가지 채소 중 하나로 민들레를 꼽았다. 그만큼 민들레가 갖고 있는 영양 가치는 매우 뛰어나다.

민들레는 꽃잎·잎·줄기·뿌리까지 버릴 것이 하나도 없다. 잎에는 유해산소를 제거해 노화와 성인병을 막아주는 비타민A와 C·칼슘·철분이 풍부하며, 뿌리에는 간장에 지방이 쌓이지 않도록 막아주고 담즙 분비를 촉진하는 콜린이 다량 들어 있다. 또 빨대처럼 생긴 줄기를 꺾으면 하얀 액체가 흘러나오는데, 이는 테르펜이라는 성분으로 숲속에서 나오는 상쾌한 물질인 피톤치드의 주성분이기도 하다. 피톤치드는 나무나 식물이 자기 몸을 방어하기 위해서 내뿜는 물질로 항균·항염·항바이러스·항암 효과 등이 뛰어나다.

민들레는 최고의 간 기능 개선제로 꼽히기도 한다. 민들레의 줄기와 잎에 들어 있는 실리마린은 간의 세포막을 튼튼하게 하면서 효소들의 작용을 도와 간세포 재생을 촉진시킨다. 시중에서 판매되는 간장 치료제의 주요 성분도 바로 이 실리마린이다.

지방 제거와 변비 해소에 좋은 최고의 건강식품, 사과

"매일 사과를 하나씩 먹으면 의사가 필요 없다."

이는 예로부터 사과가 최고의 건강식품으로 꼽혀왔음을 보여주는 서양의 격언이다. 우리나라 역시 마찬가지다. 몸이 아파서 음식을 제대로 먹지 못하거나 아기가 처음 이유식을 시작할 때 사과를 먹였다. 이는 사과 속에 소화에 좋은 당분과 피로회복에 좋은 유기산이 많이 들어 있기 때문이다.

사과는 수분이 85%이며, 당질과 식이섬유가 주성분을 이루고 있다. 사과의 효능을 얘기할 때 변비 예방에 좋다는 내용이 빠지지 않는 것도 바로 식이섬유 때문이다. 식이섬유는 장운동을 촉진해 변비를 예방하며, 오래도록 포만감을 느끼게 해줘 다이어트에도 도움이 된다. 이에 변비가 심한 사람의 경우 하루 한 개씩만 꾸준히 먹어도 효과를 볼 수 있다.

사과의 영양 성분 중 눈여겨볼 것은 칼륨과 비타민C를 비롯한 각종 비타민류가 풍부하다는 것이다. 사과가 고혈압 예방에 좋은 이유는 사과 속의 풍부한 식이섬유와 칼륨이 결합해 혈압 상승의 원인인 나트륨 성분을 몸 밖으로 배출하기 때문이다. 또 사과를 먹으면 예뻐진다는 말이 생긴 것 역시 비타민과 관련이 깊다. 비타민C가 100g당 12mg이나 들어 있을 정도로 다량의 비타민을 함유하고 있기 때문이다. 이 밖에도 사과에 들어 있는 유기산은 소화를 돕고 몸 안의 피로 물질을 제거해 스트레스 해소에도 효과가 있다.

하지만 칼로리가 높아 너무 많이 먹게 되면 살이 찔 수 있다는 단점이 있다. 따라서 사과를 이용해서 다이어트를 하려면 주스 대신 식사 때마다 한두 개씩 그냥 먹는 것이 좋다. 주스로 마시면 쉽게 배가 고파지기 때문이다. 하루에 5~6개 정도가 적당하지만 배가 고프면 한두 개 더 먹어도 좋다. 사과만 먹는 것이 부담스럽다면 채소를 함께 먹으면 더욱 좋다.

이뇨작용과 붓기 제거에 좋은 옥수수수염

옥수수의 원산지는 남미 안데스산맥으로 15세기 말에 신대륙을 발견한 콜럼버스에 의해 유럽으로 전해진 뒤 전세계로 퍼져나갔다. 옥수수는 척박한 환경에서도 잘 자라는 강인한 생명력 때문에 벼나 밀에 비해 수확량이 좋다. 이에 18세기까지 인류의 기근을 막아주는 훌륭한 구황작물 역할을 톡톡히 했다.

옥수수는 주성분인 탄수화물 외에도 단백질과 필수지방산, 비타민E 등을 풍부하게 함유하고 있다. 특히 씨눈에 들어 있는 필수지방산과 비타민E는 피부를 촉촉하게 유지시키고 노화를 막아주며 심혈관계 질환을 예방하는 효과가 있다. 또 섬유질이 풍부하고 칼로리가 낮기 때문에 다이어트 식품으로도 좋다. 특히 쌀에 부족한 아미노산인 트레오닌과 페닐알라닌 등이 풍부해 밥을 지을 때 함께 넣으면 영양적인 면에서도 매우 좋다.

옥수수에는 뛰어난 약리작용도 숨어 있다. 《본초강목》에 의하면, "옥수수는 속을 편안하게 하므로 위의 기능을 강화하고 소변을 편안하게 보게 하는 효능이 있다"고 한다.

이밖에도 고혈압과 신장병·양기 부족·부종을 다스릴 뿐만 아니라 오한과 발열 증상이 있을 때도 효과적이다. 그러나 이런 효능들은 옥수수 알갱이보다는 수염에 대부분 몰려 있다. 따라서 옥수수를 먹을 때는 수염을 버리지 말고 잘 말려두었다가 10~20g 정도를 물 3컵과 함께 약한 불에 달여서 하루 2~3회 정도 나누어 마시는 것이 좋다.

한방에서 옥수수수염은 소변을 잘 나오게 할 뿐만 아니라 열을 내리는 성질이 있어 이뇨제로 이용되고 있다. 이에 몸에 붓기가 있거나 소변을 잘 보지 못하는 사람들 및 혈압이 높은 사람들에게 매우 유용하다.

몸을 가볍게 해주는 곡물, 율무

"오랫동안 복용하면 몸을 가볍게 하고 원기를 북돋는다."
《본초강목》에서 율무에 대해 언급한 말이다.

율무는 동남아시아가 원산지로 현미와 함께 생식 및 다이어트의 주원료로 많이 이용된다. 단백질 함량이 높고 식이섬유가 많아 포만감을 줄 뿐만 아니라 식욕을 억제하는 기능이 있기 때문이다. 또한 혈중 콜레스테롤 함량을 낮춰주고, 심혈관계 질환 예방과 치료에도 매우 유용하다.

쌀에 비해 칼로리가 낮고 이뇨작용을 돕기 때문에 당뇨병 환자들의 치료에 사용되기도 한다. 특히 몸에 불필요한 수분과 습기를 제거하는 효과가 뛰어나 비만 치료에 많이 사용된다.

율무는 보통 물에 불려 현미밥에 섞어 먹거나 죽이나 떡으로 만들어 먹지만 다른 곡물과 섞어 미숫가루를 만들어 먹기도 한다. 하지만 임산부에게는 독소로 작용할 수 있기 때문에 반드시 전문가와 상의 후 섭취해야 한다.

식이섬유의 보고, 통밀빵

다이어트를 위해서는 적절한 식이요법이 필요하다. 하지만 굶어서는 결코 큰 효과를 기대할 수 없다. 식사량을 지나치게 줄이거나 먹지 않아 살을 뺄 경우 정상 식사를 하게 되면 이전보다 살이 더 찔 수 있기 때문이다. 또한 빈혈이나 변비 등 여러 가지 부작용이 나타날 수도 있다.

밀은 세계에서 가장 많이 소비되는 곡물 중 하나로 단백질·비타민·무기질과 식이섬유가 풍부하다. 하지만 이런 영양소는 대부분 씨눈과 껍질 부분에 들어 있다. 때문에 제분을 하면 씨눈과 껍질이 제거되어 대부분의 영양소가 파괴되고 만다. 따라서 건강을 생각한다면 도정된 흰밀가루로 만든 식품보다는 통밀로 만든 식품을 먹는 것이 좋다.

특히 통밀은 '제6의 영양소'로 불리는 식이섬유 역시 풍부해 변비 예방에 좋다. 특히 통밀의 씨눈에 있는 '감마오리자놀'이라는 신경안정 물질은 피로회복 및 스트레스 완화에 큰 도움을 준다.

통밀 100g에는 식이섬유가 10.3g 정도 들어 있다. 그러나 딱딱하기 때문에 많이 씹어야 하는 단점이 있는 반면 포만감을 줘 과식을 막는 장점이 있다. 또한 통밀의 씨눈에는 불포화지방산이 다량 함유되어 있어 영양학적인 면에서는 물론 건강에도 매우 좋다. 단, 통밀가루를 실온에 보관하면 쉽게 변질될 수 있으므로 서늘한 곳에 보관하고, 가능하면 바로 먹는 것이 좋다.

심장질환과 고혈압을
예방하고 치료하는 슬로푸드

소금 섭취 양을 줄여라

심장질환이 뇌혈관질환을 누르고 국내 사망 원인 2위로 올라섰다.
보건복지통계연보(2013년 기준)에 따르면 2012년 사망 원인을 분석
한 결과, 암으로 인한 사망이 인구 10만 명당 146.5명으로 가장 많았
고, 심장질환(10만 명당 52.5명 사망), 뇌혈관질환(10만 명당 51.1명
사망)이 그 뒤를 이었다. 2011년까지는 뇌혈관질환이 암에 이어 두
번째로 많은 사망 원인이었지만 2012년에는 심장질환 사망률이 늘
어나 순위가 바뀐 것이다. 그 원인은 과연 무엇일까.

고령화와 고지방·고칼로리 위주의 서구화된 식습관의 영향이라
고 할 수 있다. 따라서 심장질환을 예방하려면 고혈압·당뇨병 등 심
장질환의 위험 요인을 꾸준히 관리할 뿐만 아니라 식습관 역시 바꿔
야 한다. 특히 고혈압의 경우 뚜렷한 자각 증상이 나타나지 않는 경
우가 많기 때문에 평소에 세심한 관리가 필요하다.

고혈압의 원인으로는 여러 가지가 있지만 유전적인 경우가 가장 많다. 또 스트레스를 많이 받는 사람 역시 혈압이 높다. 하지만 대부분 특별한 증상이 없기 때문에 혈압을 측정하기 전까지는 자신이 고혈압이라는 사실조차 모르는 경우가 많다. 이에 고혈압을 가리켜 '조용한 살인자'라고 일컫는다.

혈압이 높은 사람들이 가장 조심해야 할 식품은 바로 나트륨, 즉 소금이다. 소금 섭취를 제한하는 것이 고혈압 예방과 치료에 필수임이 확인된 것은 1950년 즈음으로 그 후 세계 각국에서 자국민들에게 적절한 염분을 섭취하도록 권장하고 있다. 이에 미국의 경우 한 사람이 하루 평균 5g 이하의 식염을 섭취하도록 권장하고 있으며, 일본은 하루 평균 8g만 섭취하도록 권장하고 있다. 우리나라의 경우는 1960년대에 25g 정도의 식염을 섭취했던 것이 1980년대 후반에 들어 15~20g을, 2010년에는 10~15g의 식염을 섭취하고 있는 것으로 나타났다. 그러나 생리적으로 필요한 염분의 섭취량은 하루 3g 이하이다. 즉, 이 정도만 섭취하게 되면 고혈압은 거의 발생하지 않는다는 것이다.

염분 섭취 제한을 위해서는 조리과정과 섭취하는 과정에서 특별한 주의가 필요하다. 이에 염분이 높은 김치찌개 · 된장찌개 · 장아찌류 · 젓갈류 등의 섭취를 가능한 한 줄여야 한다. 나아가 찌개대신 맑은 장국을, 김치는 겉절이나 물김치로 바꾸고, 장아찌류는 신선한 채소를 그냥 먹거나 피클로 대체하는 것이 좋다. 또 식염대신 식초나 레몬과 같은 신맛이 나는 향신료를 이용해 음식의 맛을 돋우거나 후추, 겨자 등을 쓰면 식염을 줄이고도 충분히 맛을 낼 수 있다.

고혈압과 당뇨에 좋은 영양 간식, 감자

감자는 쌀이나 보리를 재배하기 힘든 지역에서 곡물 대용품으로 널리 재배되어 왔다.

한의학에서 감자는 기운을 더하고, 소화기인 비장의 기능을 튼튼하게 할 뿐만 아니라 위와 장을 잘 다스리고 독을 풀어주며, 염증과 종기를 없애주는 효능이 있어 위 통증 · 변비 · 습진 · 피부질환 · 외상 치료 · 충치 예방 등에 활용되어 왔다. 또한 최근 들어 발암 억제 효과 및 간 기능 개선, 혈압을 낮춰주는 효과가 밝혀지면서 더욱 많은 사랑을 받고 있다.

감자가 건강식품으로 꼽히는 이유 중 하나는 대부분의 식품에서 부족한 비타민B_1 · B_3가 풍부하기 때문이다. 특히 감자에는 비타민C가 매우 풍부한데 채소류에 있는 비타민C가 가열하면 파괴되는 것과 달리, 감자 속의 비타민C는 삶거나 요리한 후에도 상당량이 남아 있다. 또한 감자에는 노폐물을 배출시켜 혈압을 낮추는 칼륨이 풍부하다. 이에 고혈압이나 심장병 · 위장장애가 있는 사람에게 매우 유용하다.

중간 크기의 찐 감자 하나는 약 84kcal의 열량을 함유하고 있다. 그러나 지방이 적고, 식물성이기 때문에 콜레스테롤이 없어 다이어트에 매우 좋다. 이에 식사 전에 감자를 먹으면 배가 불러 밥을 덜 먹게 된다. 이는 과학적으로도 증명된 사실이기도 하다. 호주 과학자들의 연구 결과, 찌거나 구운 감자는 다른 어떤 식품보다도 포만감을 주는 것으로 나타났기 때문이다.

혈액순환을 왕성하게 해주는 귤껍질

한의학에서 귤은 잎·껍질·씨를 모두 약재로 쓰고 꽃을 차의 재료로 이용할만큼 하나도 버릴 것이 없는 과일이다. 특히 귤껍질은 호흡기와 소화기 질환에 효과가 있는데, 묵은 것일수록 효과가 좋다고 해서 '진피'라고 부르며 예전부터 약재로 많이 사용되어 왔다.

진피는 비장과 위장 등의 소화기를 보강하고 소화불량을 다스리는 효능이 있다. 따라서 늘 복부가 팽만하여 속이 답답하고 식욕이 떨어지거나 구토, 구역질을 자주 느끼는 사람이나 스트레스를 많이 받는 사람에게 유용하다. 또한 가래가 많은 기침에도 효과적이다. 특히 끈적끈적하면서 흰 가래가 많고 가슴과 윗배가 답답할 때, 기침이 심해 호흡 곤란과 흉통을 수반할 때 효과가 있다. 이 경우 귤의 흰 속을 긁어낸 후 사용하는 것이 좋다.

기침이 심할 때는 진피 160g, 감초 40g을 함께 볶아서 가루를 낸 후 8g씩 따뜻한 물에 타서 마시면 좋다. 또 가래가 심할 때는 미나리 뿌리 1단과 진피 20g에 물 500cc를 넣고 끓인 후 즙을 우려내 마시면 효과가 있다.

진피는 건조한 날씨에 피부를 건강하게 유지하기 위한 입욕제로도 사용된다. 귤껍질의 산뜻한 방향 성분이 피부에 자극을 줘 모세혈관의 혈액순환을 왕성하게 함으로써 피부 표면의 스트레스가 풀리고 내장작용을 활발하게 해주기 때문이다. 특히 귤껍질 속에 함유된 '리모넨' 성분은 피부 표면의 수분 증발을 막아주는 얇은 막을 만들어 윤기와 보습 시간을 오래 유지시켜주는 것으로 알려져 있다.

잘 말린 귤껍질을 끓여 차로 마시면 비만 치료에도 도움이 된다.

혈압을 낮추는 루틴의 보고, 메밀

메밀의 원산지는 중국 서남부와 동아시아로 우리나라에는 기원전 8세기경 중국을 통해서 들어왔다.

메밀은 추운 곳이나 척박한 땅에서도 잘 자라 예로부터 구황작물로 이용되어 왔다. 특히 메밀 속에 들어 있는 루틴(rutin)이라는 성분은 혈압을 내리게 하는 효능이 있다. 또 메밀의 검은 껍질은 원활한 변통과 이뇨작용을 도울 뿐만 아니라 피를 맑게 해줘 혈관을 부드럽게 하고 혈압을 안정시켜준다.

메밀에는 곡류에 부족한 비타민B_2 역시 많이 들어 있다. 뿐만 아니라 다른 곡류와 달리 도정을 해도 영양 손실이 거의 없다는 장점이 있다.

메밀의 단백질 함량은 10~12% 정도로 쌀, 밀 등 다른 곡물보다 높다. 또 라이신, 트립토판 등 다른 곡물에서 부족하기 쉬운 필수아미노산을 많이 함유하고 있을 뿐만 아니라 부종을 내리게 하는 비타민B_1이 풍부하고, 칼슘과 인 등의 무기질 역시 많다.

메밀 100g에는 6.5g의 식이섬유가 들어 있다. 식이섬유는 장내의 노폐물을 장 밖으로 배출시키고 뱃속의 불순한 것들을 모두 씻어 설사를 멎게 한다. 또한 껍질에 많은 섬유질은 변비를 예방해줘 다이어트에 매우 유용하다.

메밀가루에는 전분·지방·단백질을 분해할 수 있는 효소들이 많다. 따라서 메밀가루로 만드는 음식은 이러한 효소들의 작용 때문에 소화가 잘 된다. 그러나 오래 두게 되면 효소가 발효되어 메밀가루 고유의 특성이 사라지게 된다. 때문에 그때 그때 사용할 정도만 빻아서 사용하는 것이 좋다.

몸 안의 독소를 제거해주는 채소, 미나리

몸속의 묵은 독소를 제거하고 노폐물을 청소하는데 미나리만큼 제격인 채소도 없다. 그만큼 미나리는 체내에 들어온 중금속이나 각종 독소를 빼주는 효능이 탁월하다.

미나리는 아시아가 원산지로 한국·일본·중국·대만·말레이시아·인도 등지에 분포하며 물속에서 자라는 까닭에 '수근'이라고도 부른다. 한방에서 미나리는 지혈·강장·정력보강·보혈·이뇨 등의 작용이 있어 황달과 만성간염·수종·폐렴 등을 치료하는데 사용된다. 그 밖에도 미나리는 비타민A·B_1·B_2·C 등을 다량으로 함유하고 있어 쌀을 주식으로 하는 우리나라 사람들에게 생길 수 있는 혈액의 산성화를 막아주는 역할을 한다. 또한 단백질·철분·칼슘·인 등 무기질이 풍부해 정신을 맑게 하고 혈액을 보호하는 한편 심한 갈증을 없애고 열을 내려준다. 칼로리가 낮아 다이어트 식품으로도 아주 좋다. 이는 미나리 속에 들어 있는 칼륨이 나트륨을 몸 밖으로 배출시키기 때문이다.

하지만 미나리도 잘못 먹으면 독이 될 수 있다. 특히 성질이 차갑기 때문에 비위가 냉하거나 평소 기력이 부족한 사람들은 많이 먹지 않는 것이 좋다. 소화기관이 약하고 몸이 찬 사람들 역시 미나리를 먹으면 설사를 할 수 있으므로 가급적 먹지 않는 것이 좋다.

하늘이 내려준 최고의 고혈압 치료제, 뽕잎

예로부터 뽕잎은 약효가 뛰어나 하늘이 내려준 '신선엽'이라고 불렸다. 이에 우리 조상들은 뽕잎차를 즐겨 마셨는데, 뽕잎차에는 혈당을 떨어뜨리는 성분이 10여 종이나 함유되어 있어 당뇨병에 특히 좋은 것으로 알려져 있다. 또한 폴리페놀 성분이 함유되어 있어 노화억제에도 효과가 있다. 고혈압 예방 및 치료에 좋은 혈압 강하 물질인 감미아미노부르티산이 풍부하게 들어 있는 것도 장점이다.

그 밖에도 뽕잎차는 허약체질을 개선하고 동맥경화에 탁월할 뿐만 아니라 식이섬유가 53%나 들어 있어 변비에도 좋다. 중성지방과 콜레스테롤·동맥경화·고지혈증 등을 예방하는 효과도 있다. 여기에 지방 분해를 촉진해 다이어트에도 효과적이다. 이렇듯 뽕잎에는 다양한 생리활성물질이 들어 있다.

《동의보감》에 의하면 "뽕잎은 따뜻하고 독이 없으며, 각기와 수종을 없애주고 대장과 소장을 이롭게 하며, 흥분을 가라앉히고 풍통을 없앤다"고 한다. 이에 민간요법에서는 고혈압의 치료에 뽕나무 뿌리와 줄기를 삶아 마시기도 한다.

최고의 다이어트 식품, 셀러리

셀러리는 미나리과에 속하는 식물로 키가 1m까지 자란다. 샐러리의 효능에는 여러 가지가 있지만 그 중 으뜸은 뭐니 뭐니 해도 최고의 다이어트 식품이라는 것이다. 그도 그럴 것이 셀러리 100g에는 16kcal밖에 들어 있지 않다. 따라서 먹는 것보다 소화하는 데 더 많은 칼로리가 소비된다.

셀러리는 비타민K가 많아 혈액순환을 돕고 혈압을 낮추는 효능도 있다. 또 스트레스 수치를 낮추는 작용을 해 편두통이나 피부개선에도 도움이 될 뿐만 아니라 이뇨 · 강장효과가 있어 이뇨작용을 돕고, 복부에 가스가 차는 증상이나 변비에도 좋다. 나아가 수분이 많고 천연 나트륨과 칼륨까지 함유하고 있어 피부가 건조해지는 것을 막고 주름살을 예방한다. 하지만 필수미네랄과 영양소가 부족하기 때문에 반드시 다른 음식들과 함께 섭취해야 한다.

의사들도 인정한 최고의 항산화식품, 아스파라거스

한국의 봄 전령사가 나물이라면 서양의 봄을 알리는 전령사는 아스파라거스라고 할 수 있다. 죽순처럼 땅에서 올라오는 아스파라거스는 봄에 움 트는 새순을 식용하는 4월과 5월이 제철이다.

아스파라거스는 고대 그리스 시대부터 이용되고 있는 오래된 채소로 중세 프랑스 왕실에서 즐겨 먹었다고 한다. 이에 '채소의 귀족'으로 불리기도 한다.

아스파라거스의 수많은 효능 중 단연 최고는 '항산화' 기능이다. 아스파라거스에는 그만큼 비타민A가 풍부하게 함유되어 있다. 이에 한국식품연구소가 선정한 21세기 최고의 항산화식품 중 하나로 선정되기도 했다.

아스파라거스는 천연 이뇨제로 몸속에 쌓인 독성 성분을 배출시켜 줌으로써 항염 및 정화작용을 하기도 한다. 또한 엽산·베타카로틴·비타민C를 많이 함유하고 있을 뿐만 아니라 항산화제인 글루타티온이 다량 들어 있어 심장병과 암 예방에도 매우 유용하다. 특히 비타민P의 일종인 루틴은 혈관을 강화하고, 혈압을 조절하며, 심장질환을 보호하는 역할을 한다.

또한 아스파라거스는 칼로리가 낮고, 지방과 콜레스테롤이 없으며, 식이섬유가 많아 다이어트에도 이상적이다. 특히 단백질이 풍부한 육류와 함께 섭취할 경우 영양적으로 더욱 완벽한 식품이 된다.

혈전 예방에 좋은 발효식품, 청국장

특유의 냄새 때문에 한동안 우리 식단에서 홀대를 받던 청국장이 뛰어난 효능으로 인해 다시 주목을 받고 있다.

청국장은 암을 예방하기도 한다. 이는 콩속에 들어 있는 사포닌 성분이 혈액 속의 콜레스테롤 수치를 낮추고, 동맥경화를 막을 뿐만 아니라 대장암 세포의 성장을 억제하는 효과가 있기 때문이다. 이에 어떤 학자들은 동양인들이 서양인들에 비해 대장암 발병률이 낮은 이유를 콩의 섭취와 연관짓기도 한다. 또한 청국장에 들어 있는 비타민 E는 체내 지방이 산화되는 것을 막아줘 노화를 방지하는 데도 효과가 있다. 특히 청국장에는 '나토키나제'라는 혈전을 용해시키는 효소가 들어 있는데, 이는 고혈압 · 뇌졸중 · 심장병 · 동맥경화 등 각종 성인병을 예방한다.

피를 맑게 하는 러브애플, 토마토

토마토는 남미 페루가 원산지로 스페인 사람들에 의해 1523년 유럽에 전파되었다. 한때 유럽에서는 토마토를 '러브애플'이라고 부르며 사랑의 표시로 사랑하는 사람에게 주곤 했다. 이로 인해 한때 최음제로 오인받기도 했다.

토마토의 황적색 성분은 당근이나 다른 채소류의 빨간색에 들어 있는 베타카로틴과는 다른 성분으로, 흔히 라이코펜(lycopene)이라고 부른다. 라이코펜은 강력한 항산화 기능을 가지고 있을 뿐만 아니라 동맥경화를 막고 면역력을 강화해 전립선암 · 위암 · 폐암 · 췌장암 등을 예방한다.

토마토는 혈압을 내리고, 혈관을 튼튼하게 하며, 고기나 생선과 함께 먹으면 소화에 큰 도움이 된다. 칼륨이 많이 들어 있어 염분을 체외로 배출시켜 피를 맑게 하고 부종을 방지하는 효과도 있다. 또한 독을 없애고 살균작용이 있어 염증을 없애주며 소화를 촉진해 위의 기능을 좋게 하기도 한다.

토마토를 일주일에 10번 이상 먹으면 전립선암에 걸릴 확률이 35% 이상 줄어든다는 보고가 있다. 이를 반증하듯 옛날 유럽에서는 토마토 농사가 잘 되면 의사들이 울상을 지었다고 한다. 그만큼 토마토가 건강에 유익한 식품이라는 얘기다.

토마토는 칼로리가 적어 여러 개를 먹어도 살찔 걱정이 없을 뿐만 아니라 오랫동안 포만감을 줘 다이어트에도 자주 이용되며, 소화 역시 잘 된다. 이에 소스·케첩·퓌레 등으로 가공되어 많은 음식에 이용되고 있다. 단, 위산과다 또는 위장이 찬 사람은 많이 먹지 않는 것이 좋다.

혈전을 없애고,
콜레스테롤을 낮춰주는
슬로푸드

동물성식품을 멀리하고, 등푸른 생선을 자주 먹어라

콜레스테롤은 우리 몸의 세포를 구성하는 성분으로 호르몬을 만드는 데 있어 반드시 필요한 물질이다. 따라서 한창 자라는 아이들의 경우 콜레스테롤이 부족하게 되면 성장에 지장을 초래하게 된다.

콜레스테롤은 음식으로도 섭취할 수 있지만 간에서 만들어지기도 한다. 문제는 콜레스테롤이 성인병의 원인이 될 수도 있다는 점이다.

혈중 콜레스테롤 수치는 혈액 100ml에 들어 있는 함량을 mg으로 표시한다. 예를 들면, 콜레스테롤 수치가 240이라면 혈액 100ml에 240mg의 콜레스테롤이 있음을 의미하는 것이다.

콜레스테롤 수치는 200 이하가 바람직하다. 240 이상이면 심장병·뇌출혈·고혈압·동맥경화 등 심혈관질환에 걸릴 위험이 높기 때문이다. 따라서 평소 콜레스테롤 수치를 잘 파악하고 이를 잘 조절할 필요가 있다.

콜레스테롤은 동물성식품에만 들어 있다. 때문에 고기 · 계란 · 유제품 등 동물성식품의 섭취를 줄이면 어렵지 않게 콜레스테롤 수치를 줄일 수 있다.

콜레스테롤은 혈액 속에 들어가면 녹지 않는 성질이 있다. 이에 지단백이라는 물질에 의해 운반되는데, 지단백에는 크게 두 가지가 있다. 하나는 콜레스테롤을 운반하는 저밀도 지단백(LDL, Light Density Lipoprotein)으로 보통 나쁜 지단백으로 불린다. 다른 하나는 콜레스테롤을 몸 밖으로 배출시키는 좋은 지단백인 고밀도 지단백(HDL, High Density Lipoprotein)이다. 따라서 혈액 중의 콜레스테롤을 측정할 때는 총 콜레스테롤의 함량뿐만 아니라 저밀도 지단백과 고밀도 지단백의 수치도 함께 측정해야 한다. 저밀도 지단백은 130 이하가 바람직하며, 고밀도 지단백은 여자인 경우 50~60, 남자는 40~50이 바람직하다.

알다시피, 콜레스테롤은 고혈압 · 당뇨병 · 고지혈증 등과 같은 성인병뿐만 아니라 각종 질병을 유발시킨다. 그렇다면 어떻게 하면 좋은 콜레스테롤은 늘리고 나쁜 콜레스테롤은 줄일 수 있을까.

우선, 나쁜 콜레스테롤 수치를 줄이려면 오메가3 지방산의 섭취량을 늘려야 한다. 이는 참치 · 정어리 · 고등어 · 꽁치 등 등푸른 생선에 많이 들어 있다. 그러나 너무 많이 먹으면 역효과가 날 수 있으므로 일주일에 2회 정도 먹으면 적당하다. 또한 곡물이나 버섯, 견과류에 들어 있는 베타글루칸이나 과일에 많이 들어 있는 펙틴 같은 수용성 식이섬유 역시 나쁜 콜레스테롤을 줄이는 데 도움이 된다. 불포화지방산이 많은 참기름 · 들기름 · 올리브유도 좋다.

음식 조절과 더불어 운동 역시 필요하다. 이에 매일 규칙적으로 빨리 걷거나 가벼운 조깅과 같은 유산소 운동을 하는 것이 좋다. 비만이거나 무릎 관절이 좋지 않다면 수영이나 자전거 타기도 괜찮다.

혈관을 확장시키고, 나쁜 콜레스테롤을 잡아주는 신초(辛草), 고추

고추에는 캡사이신(capsaicin)이라는 화합물질이 들어 있다. 캡사이신은 몸의 신진대사를 촉진한다. 이에 식욕을 촉진하고 대사작용을 활발하게 해 지방을 태워 없애기 때문에 체내에 지방이 축적되는 것을 막아준다. 캡사이신이 지방을 태운다는 효능이 알려지면서 한때 캡사이신 다이어트가 유행하기도 했다. 하지만 매운 고추나 안 매운 고추나 지방 연소 효능은 똑같다는 연구결과가 나왔다. 따라서 체중 감량 효과를 보기 위해 억지로 매운 고추를 먹을 필요는 없다. 또한 고추에는 사과의 20~30배, 감귤의 2~3배 이상의 비타민C가 들어 있어 폭염으로 기력이 쇠약해지기 쉬운 여름철 건강을 유지하는데도 큰 도움이 된다. 하루 2개면 비타민C 하루 권장량을 모두 섭취할 수 있다.

호흡기 계통의 감염에 대한 저항력을 높이는 비타민A와 비타민 B₁ · B₂ · E 역시 풍부하다. 특히 비타민E는 혈액 속의 나쁜 콜레스테롤인 저밀도 지단백(LDL)의 함량을 낮출 뿐만 아니라 관상동맥질환과 암을 예방하며 면역력을 높여준다.

고추는 열을 내는 효과가 있어 소화 기능이 약한 소음인에게 특히 유용하다. 그러나 지나치게 많이 먹으면 위와 장을 자극할 수 있으므로 주의해야 한다.

〈타임〉지가 선정한 세계 10대 슈퍼푸드, 녹차

녹차는 물 다음으로 세계인이 가장 많이 마시는 음료다. 녹차 한 잔에는 약 60mg의 폴리페놀(polyphenol, 우리 몸에 있는 활성산소를 해가 없는 물질로 바꿔주는 항산화물질)이 들어 있는데, 이는 콜레스테롤을 감소시키는데 큰 도움이 된다.

녹차의 효능은 일일이 설명하기 어려울 정도로 많다. 숙취해소 · 당뇨 · 암 · 고혈압 · 식중독 등의 질병예방은 물론 충치예방과 입 냄새 제거에도 효과가 있다. 또한 내분비계에 영향을 미쳐 신체의 대사작용을 촉진시키기도 한다. 즉, 지방 분해를 도와 호르몬 분비를 촉진하는 역할을 하는 것이다. 때문에 녹차를 즐겨 마시는 사람들은 그렇지 않은 사람들에 비해 더 많은 칼로리를 소비한다. 따라서 다이어트에 매우 좋다.

그러나 너무 진하게 마시거나 지나치게 많이 먹으면 위장에 좋지 않으므로 식후 한 잔 정도가 적당하다. 또 불면증에 시달리는 사람은 삼가는 게 좋으며, 술이 깨지 않았을 때 역시 마시지 않는 것이 좋다. 취한 상태에서 녹차를 마시게 되면 술과 같이 신장으로 들어가서 신장과 방광을 상하게 할 수 있기 때문이다. 아울러 성질이 차갑기 때문에 속이 차가운 소음인보다는 열이 많은 소양인이나 태음인들에게 더 적합하다.

인삼 못지않은 영양 덩어리, 더덕

더덕은 인삼과 모양이 비슷해 '사삼'이라고도 하며, 인삼 못지않게 사포닌 성분이 풍부하다. 사포닌은 면역력을 증진시키고 혈액순환을 원활하게 만드는데 도움을 주는 성분이다. 한방에서는 폐를 맑게 하는데 도움을 준다고 해서 더덕을 가래와 기침을 멎게 하는 약재로 사용하기도 한다.

더덕은 특유의 향과 맛으로 봄철 입맛을 회복시켜주는 식품인 동시에 식이섬유와 무기질이 풍부하고 포만감을 주기 때문에 다이어트에도 도움이 된다. 뿐만 아니라 소염기능이 뛰어나 인후염 · 유선염 · 임파선염 등의 질환을 앓는 사람에게 유용하며, 피로회복과 집중력 향상에도 도움이 되기 때문에 수험생이나 직장인에게도 좋다.

한편, 더덕 속에는 비타민A와 C는 거의 들어 있지 않은 반면 비타민B_1 · B_2 · B_3는 매우 풍부하다. 또한 식이섬유가 40%나 들어 있는데 수용성 식이섬유가 대부분이다. 수용성 식이섬유는 혈중 콜레스테롤 함량을 낮추고, 혈당을 떨어뜨리는 것으로 알려져 있다. 또한 더덕 속에 들어 있는 사포닌은 혈액 속의 과다한 콜레스테롤이나 지방을 흡착해 배설하는 기능이 있다.

더덕은 생으로 무쳐 먹거나 양념구이 또는 장아찌를 만들어 먹기도 하며, 잘게 찢어서 꼬치에 꿰어 산적으로 만들어 먹기도 한다. 애주가들의 경우 더덕주를 만들어 마시기도 한다.

미국 국립암연구소가 선정한 최고의 항암식품, 마늘

마늘은 이집트 왕조시대 때부터 양파와 함께 중요한 작물로 인식되어 왔다. 우리나라 역시 단군신화에 마늘이 나오는 것으로 봐 기원전에 들어온 것으로 추정된다.

마늘은 다른 채소에 비해 열량과 비타민·무기질이 풍부한 강장식품으로 알려져 있다. 이에 고대 로마에서는 남성의 정력을 강하게 만들기 위해 노동자와 병사들에게 나눠주었다는 설도 있다.

마늘을 먹으면 비타민 흡수력이 먹지 않았을 때보다 20배 이상 높아져 신경통·피로회복·정력증강 효과와 질병에 대한 내성을 갖게된다. 또 종양 제거 및 독, 나쁜 냄새를 없애고, 소화를 촉진시킨다. 뿐만 아니라 위장과 간장을 튼튼하게 해 기를 증강시키고 신장의 기능을 돕는다. 특히 마늘의 독특한 냄새의 주범으로 알려진 알리신은 비타민B1의 기능 발휘를 도와 신진대사 촉진·세포 활력증진·해독 등에 매우 유용하다.

그 밖에도 마늘은 고혈압과 동맥경화의 원인이 되는 콜레스테롤의 혈중 함량을 낮추며, 혈액이 응고되는 것을 방해해 혈전을 용해하는 효능이 있다. 또한 마늘의 유황화합물은 활성산소를 제거하는 강력한 항산화작용으로 암세포를 억제하는 것으로 알려져 있으며, 항산화작용을 하는 셀레늄과 플라보노이드를 다량 함유하고 있다. 이에 마늘을 많이 먹는 사람들은 그렇지 않은 사람들에 비해 위암이나 유방암에 걸릴 확률이 더 낮다는 연구결과도 있다.

중성지방의 해결사, 부추

부추는 독특한 맛과 향기가 있어 우리나라 사람들이 가장 좋아하는 채소 중 하나다. 또한 클로로필·카로틴·비타민C·칼슘·철분·식이섬유소 등이 풍부하게 들어 있는 매우 유익한 식품으로 뿌리만 내리면 계속해서 수확할 수 있다는 장점이 있다.

부추는 지방 합성을 억제하고 콜레스테롤 배출을 촉진시키는 성분이 들어 있어 지방간을 예방한다. 또한 칼로리가 적어 다이어트에 좋다. 부추 100g에는 비타민A 3mg, 비타민C 37mg이 들어 있다. 이는 다른 파과 식물과 비교했을 때 월등히 높은 것이다. 비타민B$_1$·B$_2$ 역시 풍부해 쌀밥에 부족하기 쉬운 영양소를 보충할 수 있다. 무기질 역시 풍부한 편이다.

한방에서 부추는 보혈·혈액정화·피로회복·이뇨·건위·해독제로서의 효과가 있어 심장·간·위 등의 질환을 치료하는 약제로 널리 쓰여왔다. 또한 해독과 화상 등의 치료에도 효과가 있는 것으로 알려져 있다.

부추에는 마늘, 양파와 같이 독특한 향취를 풍기는 유황화합물이 들어 있다. 이는 미생물을 죽이는 역할을 하며, 암을 억제하고, 관상동맥질환을 예방하기도 한다. 부추를 많이 먹으면 중풍에 안 걸린다는 말도 여기서 나온 것이다. 또한 부추를 먹으면 몸이 따뜻해진다. 이는 유황화합물이 자율신경을 자극해 신진대사를 높이기 때문이다. 강장작용이 있고, 설사나 복통을 낫게 하며, 양기를 회복시키는 효과 역시 모두 유황화합물 때문이다.

부추는 생으로 먹을 수도 있고, 나물이나 김치, 전으로 만들어 먹기도 한다. 민간요법에서는 고혈압의 치료에 부추의 생즙을 내어 마시기도 한다. 단, 칼륨 수치가 높아 혈압약과 같이 먹게 되면 부정맥이나 저혈압이 발생할 수 있으므로 주의해야 한다.

혈관을 깨끗하게 청소해주는 힐링식품, 양파

양파는 마늘과 함께 지중해 지역에서 전파되었으며, 5천 년 전부터 강장식품으로 널리 이용되어 왔다. 특히 마늘처럼 특유의 맛과 향기가 있어 동서양을 막론하고 다양한 요리에 향신료와 조미료로 널리 사용되어 왔다.

특히 양파에는 비타민A와 C가 풍부하다. 이에 식욕과 기억력을 증진시키며 모세혈관을 튼튼하게 해 고혈압과 동맥경화증을 예방할 뿐만 아니라 혈압을 낮추고, 혈전이 생기지 않도록 해 중풍을 예방한다. 또한 소화효소의 작용을 돕고, 신장의 기능을 증진시켜 이뇨제로서도 널리 이용되어 왔다.

양파의 자극적인 냄새의 원인이 되는 유황화합물은 기생충 구제에 효과가 있으며, 셀레늄이라는 성분은 체내에서 다량의 글루타치온을 생성시킴으로써 암 예방 및 치료에 효과가 있다. 미국 터프츠대학 리핀스키 박사에 의하면, 심장병 환자들에게 양파 한두 개에 해당하는 양파즙을 매일 먹게 한 결과, 좋은 콜레스테롤인 HDL의 함량이 높아졌다고 한다.

양파는 냄새가 강한 탓에 날로 먹기가 어렵다. 이에 감자 · 당근 · 토마토 · 아스파라거스 등과 함께 수프를 만들어 먹으면 좋다.

당뇨병을 예방하고
치료하는 슬로푸드

당뇨병은 식습관이 잘못된 데서 시작된다

활동을 하려면 에너지가 필요하다. 이러한 에너지를 만드는데 있어 가장 중요한 영양소는 바로 포도당이다.

음식을 섭취하면 음식물 속에 있는 탄수화물이 소화되어 당분으로 바뀌면서 혈당이 올라간다. 혈당이 올라가면 췌장에서 인슐린이 분비되어 혈액 속의 당분을 세포로 들어가게 해 혈당을 떨어뜨린다. 그리고 당분은 세포 안에서 에너지원으로 사용된다.

당뇨는 췌장이 인슐린을 제대로 공급하지 못해서 발생하는 병이다. 즉, 식사 후 혈액 속 당의 함량이 높은 데도 세포가 포도당을 흡수할 수 없어 소변에 당이 섞여 나오는 것이 바로 당뇨다.

그 결과, 눈에 띄게 체중이 줄어들게 되는데 이런 당뇨를 가리켜 인슐린 의존형 또는 유아형 당뇨라고 한다. 반면, 인슐린은 제대로 분비되지만 인슐린이 부착할 수 있는 수용체가 없어 생기는 당뇨도 있다.

이 경우에는 체중이 늘어나 비만에 이르게 되고 체중을 줄이면 다시 혈당이 떨어지게 된다. 이를 인슐린 비의존형 또는 성인형 당뇨라고 한다. 당뇨환자의 90% 이상은 이런 인슐린 비의존형 당뇨이다.

2013년 기준, 우리나라 당뇨환자수는 약 250만 명~500만 명인 것으로 추정되고 있다. 이처럼 많은 사람들이 당뇨를 앓고 있지만 당뇨병 자체는 고혈압처럼 특별한 자각증세가 거의 없기 때문에 만성질환으로 방치되는 경우가 많다. 때문에 초기에 발견해서 치료하는 것이 가장 중요하다.

당뇨가 생기면 초기에는 당이 소변으로 빠져나가기 때문에 갈증과 배고픔 등의 현상이 나타나게 된다. 이에 항상 피곤하고, 집중력이 떨어지며, 화를 잘 내게 된다.

문제는 당뇨가 발병하면 완치가 어려울 뿐만 아니라 장기간에 걸쳐 관리를 해야 한다는 것이다. 하지만 당뇨병이 무서운 것은 당뇨병 자체뿐만 아니라 안질환·혈관계 질환·신경병증 등의 합병증이 함께 오기 때문이다. 그래서인지 당뇨 합병증으로 인해 고생하는 사람들이 적지 않다. 만성 신부전증 환자의 약 30%, 실명환자의 약 60%가 당뇨환자일 정도로 당뇨 합병증의 위험성은 크다. 또한 해마다 당뇨환자의 약 2%에 해당하는 6만여 명이 합병증으로 인해 다리를 절단해야 하는 불상사를 겪고 있다.

당뇨의 주요 원인으로는 유전적인 요인과 환경적인 요인이 있다. 유전적인 요인이야 어쩔 수 없지만 환경적인 요인(비만·잘못된 식습관·운동부족·스트레스·약물 복용 등)은 조금만 신경을 쓴다면 극복이 가능하다.

당뇨는 보통 불규칙적인 식사와 식품을 골고루 섭취하지 않는 나쁜 식습관 때문에 발병하는 경우가 많다. 따라서 적절한 영양 상태를 유지하는 것이 가장 중요하다. 또한 현미·보리·보리·콩·사과·배·복숭아·오렌지 등의 곡물과 과일, 배추·시금치·브로콜리·양파 같은 채소류와 같이 몸속에서 소화되는데 시간이 오래 걸리고 무기질과 비타민이 풍부한 식품을 먹는 것이 좋으며, 설탕이나 꿀과 같이 단순당류가 많은 식품 대신 감자나 곡류와 같은 복합당류가 많은 식품을 먹는 것이 좋다. 적절한 수면과 운동 역시 필수다.

당뇨병을 다스리는 명약, 마

마(yam)는 중국이 원산지로 긴마·단마·참마로 나뉜다. 속은 유백색이지만 겉은 황갈색을 띠며, 끈끈한 점질 다당류를 다량 함유하고 있는 것이 특징이다. 그 중 점질성 다당류의 구성 성분은 식이섬유가 대부분이기 때문에 당뇨나 변비·비만에 큰 효과가 있다. 또한 소화효소가 들어 있어 소화기능이 약한 사람들에게도 좋다.

한방에서 마는 당뇨·폐결핵·빈뇨증 및 신체가 허약할 때 체력 증진을 위해 사용되어 왔으며, 폐와 비장에 좋을 뿐만 아니라 소염·해독·진해·거담·이뇨·신경통·류마티즘에도 효과가 있는 것으로 알려져 있다. 또한 혈전을 용해시키는 능력이 있어 혈액의 콜레스테롤과 중성지방 함량을 낮추고, 동맥경화증을 치료하는데도 매우 유용하다. 따라서 갈아서 즙으로 마시거나 죽을 쑤어 먹으면 좋다.

콜레스테롤과 혈당을 잡는 건강식품, 보리

　보리는 세계에서 가장 오래된 작물 중 하나로 1970년대까지만 해도 쌀과 함께 우리의 주식이었다. 비록 쌀 생산량이 증가하면서 소비량이 점점 줄어들고 있지만, 최근 들어 영양적인 면에서 우수성을 인정받아 건강식품으로 각광받고 있다. 그도 그럴 것이 보리에는 우리 몸에 매우 유용한 식이섬유가 밀가루의 5배, 쌀의 16배나 들어 있다.

　보리에는 혈중 콜레스테롤과 혈당을 낮춰주는 효능이 있다. 한 연구에 의하면, 혈중 콜레스테롤 함량이 높은 21명의 성인 남자에게 보리 푸레이크를 하루에 170g씩 11주 동안 먹게 했더니, 혈중 총 콜레스테롤 함량이 6%, 심혈관계 질환의 발생과 관련 깊은 LDL(저밀도지단백) 콜레스테롤 함량이 7%나 낮아졌다고 한다.

　또한 백미·현미·보리로 각각 밥을 해 대학생 30여 명에게 먹게 한 후 혈당지수를 측정한 결과, 보리밥을 먹은 사람들의 혈당지수가 가장 낮았다. 이는 보리에 들어 있는 베타글루칸이라는 성분이 소장에서 당의 흡수를 지연시켜 혈당의 함량을 감소시키기 때문이다.

　보리의 또 다른 효능으로는 면역력 강화와 노화방지를 들 수 있다. 이는 보리가 노화를 촉진하는 활성산소를 없애주는 항산화 작용을 하기 때문이다. 또 보리에 들어 있는 판토텐산은 위궤양 환자들에게 매우 유용하며 불포화 지방산이 풍부하기 때문에 발암 물질을 몸 밖으로 배출시켜 대장암을 예방한다.

　보리에는 비타민B는 많은 반면, 비타민A·C는 거의 없다. 따라서 점심이나 저녁에 보리밥에 열무김치나 풋고추 등을 곁들여 먹으면 비타민A·C를 보충할 수 있다. 특히 보리밥과 열무김치는 성질이 찬 식품으로 소양인에게 매우 유용하다.

치매 예방에서 당뇨병까지… 밭에서 나는 산삼, 우엉

우엉은 유럽이 원산지인 귀화식물로 대부분의 나라에서 약용으로 활용되고 있다. 음식으로 요리를 해서 먹는 나라는 일본과 우리나라 뿐이다.

우엉의 식유섬유 함유량은 채소류 중에서도 으뜸이라고 할만큼 풍부하다. 바나나의 무려 216%가 들어 있다. 특히 수용성 식이섬유와 불용성 식이섬유를 모두 함유하고 있어 장속의 독소와 가스는 물론 숙변을 몸 밖으로 내보내 장을 깨끗하게 청소해준다. 이에 몸의 부기를 가라앉히고 대장암을 예방하는 데 매우 유용하다. 또한 염증·종기·안면부종 등을 없애고 어지럼증을 치료하는 데도 효과가 있으며, 특히 혈당을 조절해야 하는 당뇨환자들에게 좋다.

최근에는 우엉차가 건강식품으로 각광을 받고 있다. 우엉차의 핵심은 우엉껍질에 있다. 우엉껍질에는 혈중 콜레스테롤과 지방을 제거해주고 노화의 원인인 활성산소를 없애주는 사포닌 성분이 들어 있기 때문이다.

우엉껍질은 냉증 개선에도 효과가 있다. 사포닌이 피를 응고시키는 혈소판 기능을 억제하는 효능을 가지고 있어 혈액순환을 촉진시키기 때문이다.

성인병 예방에 최고, 잡곡

쌀이 귀했던 시절 우리 조상들은 쌀과 잡곡을 섞어 먹었다. 그때 먹었던 잡곡으로는 수수 · 조 · 팥 · 녹두 · 강낭콩 · 완두콩 · 호밀 · 귀리 등이 있다.

잡곡은 쌀에 비해 단백질이 풍부하며, 우리 몸의 신진대사를 활발히 유지시킬 수 있는 비타민B$_1$ · B$_2$ · B$_6$과 칼슘 · 철분 등을 보충할 수 있어 매우 유익할 뿐만 아니라 다량의 식이섬유를 함유하고 있어 다이어트를 하는 동안 생기는 변비 해소에도 좋다.

그 밖에도 피틴산 · 아라비노자일란 · 폴리페놀 · 사포닌 등 여러 가지 생리활성물질이 골고루 들어 있어 콜레스테롤의 합성을 막고 발암물질의 생성을 방해해 암 발생을 억제한다. 특히 수수의 경우 폴리페놀 성분을 함유하고 있어 그 자체만으로도 항암작용을 하며, 수수 녹말은 분해가 늦어 당뇨병 환자에게 매우 유용하다.

잡곡은 척박한 땅에서도 잘 자라는 반면, 맛과 형태가 다양하다. 특히 껍질을 벗기기 어려워 그대로 먹거나 대충 벗긴 후 거친 상태 그대로 먹곤 하는데, 이 때문에 잡곡으로 지은 밥은 감촉이 거칠고 포만감이 있어 많이 먹기가 어렵다.

우리 조상들은 수천 년 동안 쌀과 보리, 잡곡을 주식으로 먹어왔다. 하지만 요즘처럼 비만이나 성인병을 앓는 사람은 거의 없었다. 거친 음식을 통한 생리활성물질의 섭취가 많았기 때문이다.

하지만 지금은 과연 어떤가. 세상이 완전히 달라졌다. 주위를 둘러보면 성인병으로 고생하는 사람들이 너무도 많다. 그런 사람들일수록 잡곡밥이나 현미밥을 먹어야 한다. 문제는 잡곡 특유의 거칠고 딱딱한 감촉을 싫어하는 사람들이 많다는 것이다. 그렇다면 어떻게 하면 이 문제를 해결할 수 있을까.

흰쌀밥처럼 부드럽게 만들면 된다. 이에 현미밥은 130℃ 이상 고열로 가열하는 압력솥을 사용하고 찹쌀이나 잡곡과 함께 사용하는 것이 좋다. 잡곡의 혼합 비율을 잘 맞추면 맛뿐만 아니라 영양가 역시 훨씬 더 높아지게 된다.

당뇨병도 예방하고 쌈으로도 좋은 저칼리로 식품, 치커리

쌈이나 샐러드로 즐겨 먹는 치커리는 지중해 · 북유럽 · 러시아 등이 원산지인 국화과 식물로 기원과 품종에 따라 적치커리 · 뿌리치커리 · 푼타레 · 구루모 등 다양한 종류로 나뉜다. 우리나라에서는 강원도 산간에서 많이 재배되고 있다.

치커리는 저칼로리 식품으로 이눌린, 타닌 등을 함유하고 있어 담즙 분비를 촉진시키며, 쓴 맛을 내는 '인티빈(intybin)'이라는 성분은 소화를 촉진시키는 역할을 한다.

한방에서 치커리 뿌리는 항염증작용이나 항균작용 등이 있는 것으로 알려져 있다. 이에 강장제 · 건위소화제 · 이뇨제 · 해열제 · 변비 · 빈혈 · 통풍 등의 치료제로 이용되고 있다. 특히 치커리 뿌리에는 이눌린이 58%나 들어 있어 신장의 기능을 도와 몸속에 축적된 노폐물을 배설하는 작용을 한다. 또한 당뇨병 · 고혈압 · 위장병에 좋고 이뇨작용이 강해 다이어트에도 좋다. 잎은 샐러드로, 뿌리는 볶아서 차나 커피 대용으로 이용할 수 있다.

당뇨병 환자를 위한 최고의 밥상, 발아현미

현미밥은 씹고 소화시키는 데 시간이 오래 걸려 한참 후에나 허기가 느껴진다. 또 현미에 든 아라비노자일란이란 성분은 수분을 빨아들이는 특성을 갖고 있어 위에 금세 포만감을 준다.

현미는 겨와 씨눈이 제거된 백미에 비해 단백질 · 지방 · 비타민이 풍부할 뿐만 아니라 각종 무기질 역시 많이 풍부하다. 특히 겨와 씨눈에는 비타민B_1 · B_3와 비타민E, 식이섬유가 많이 들어 있어 변비에 좋다.

당뇨병 환자에게 현미는 최고의 밥상이다. 현미밥은 흰쌀밥에 비해 식후 혈당 변화가 적기 때문이다. 현미밥을 먹으면 당뇨병 발생 위험을 낮출 수 있다는 연구결과도 있다. 여기에 고혈압 · 동맥경화 · 심장병 · 뇌졸중 등 혈관질환 예방에도 효과적이다. 혈중 콜레스테롤을 낮추는 식이섬유와 혈관 건강에 이로운 불포화지방산이 쌀겨와 배아에 풍부하기 때문이다. 또한 비타민E · 폴리페놀 · 셀레늄 · 식이섬유 · 감마오리자놀 등 다양한 웰빙 성분을 많이 함유하고 있어 다이어트에도 좋다.

현미를 물에 불린 후 어둡고 시원한 곳에서 싹을 틔워 만든 것이 바로 발아현미다. 현미가 딱딱해서 씹기 어려운 반면 발아현미는 부드러워서 먹기가 한결 쉽다. 또 발아하는 동안 아밀라제라는 효소가 생성되어 소화 역시 잘 된다.

발아현미는 흰쌀보다 식이섬유가 3배, 칼슘이 5배, 비타민이 5배나 더 들어 있으며, 식물성 지방 역시 2.5배가 넘게 함유되어 있다. 뿐만 아니라 발아현미 100g에는 쇠고기 두 근, 김 50장과 맞먹는 비타민B_1이 들어 있다.

발아현미로 꾸준히 밥을 지어 먹으면 각종 암을 비롯해 고혈압 · 당뇨병 · 고지혈증 · 알레르기 체질을 개선하고 예방할 수 있다는 임상결과 역시 있다.

건강하고,
탄력 있는 피부를 만들어주는
슬로푸드

몸속 노폐물을 없애고 변비를 잡아라

맑고 깨끗한 피부를 갖고 싶은 것은 모든 여성들의 바람이다. 그러나 피부 역시 신체의 일부이기 때문에 우리가 어떤 것을 먹느냐에 따라 큰 영향을 받는다.

피부는 단백질로 구성되어 있다. 따라서 피부가 탄력이 있으려면 단백질을 충분히 섭취해야 하는데, 콩으로 만든 음식, 즉 콩자반·두부·된장 등이 유용하다.

몸속 노폐물 역시 피부의 적이다. 변을 제대로 보지 못하면 피부가 탄력을 잃게 될 뿐만 아니라 생기 역시 사라진다. 따라서 현미밥·보리밥·잡곡밥처럼 식이섬유가 풍부한 음식을 통해 변비를 사전에 예방할 필요가 있다. 여기에 피곤하거나 스트레스를 많이 받아도 얼굴이 핼쑥해지고 피부가 거칠어진다. 호르몬 분비가 방해를 받거나 혈액순환이 잘 안되기 때문이다. 따라서 깨끗한 피부를 위해서는 가급적 스트레스를 줄이고, 피로를 회복시켜주는 식품을 섭취할 필요가 있다.

포도·딸기·레몬 등의 과일에는 구연산이 풍부하게 들어 있어 피로회복에 좋다. 아미노산의 일종인 타우린 역시 마찬가지다.

아연은 손상된 피부를 복구시키는 것은 물론 면역력을 강화해 피부가 감염되는 것을 예방한다. 아연을 섭취해 여드름 자국을 15~100%까지 감소시켰다는 연구결과도 있다. 아연은 굴·도정하지 않은 곡물·견과류·콩류·버섯·호박·해바라기씨 등에 많이 들어 있다. 또한 꽁치·고등어·연어·참치와 같은 등푸른 생선은 오메가3 지방산이 많이 들어 있어 만성 피부염을 예방하며, 마늘은 살균력이 있어 염증으로부터 피부를 보호하는 역할을 한다. 나아가 토마토는 비타민A와 라이코펜·비타민C가 풍부해 피부암을 예방하며, 키위와 참다래는 비타민C가 풍부해 피부가 손상되는 것을 막을 뿐만 아니라 콜라겐 형성을 도와 피부를 탄력 있게 만든다.

노화를 촉진하는 유해산소 제거에 좋은 감잎

감은 비타민C가 풍부해서 감기예방에 좋을 뿐만 아니라 포도당과 과당 성분 역시 풍부하게 들어 있어 숙취예방에도 매우 유용하다. 또한 전염병 예방과 눈의 피로 개선, 시력 향상에 좋고, 비타민A가 풍부해 건강하고 탄력 있는 피부를 만드는데도 효과적이다. 특히 스코폴레틴이라는 성분은 콜레스테롤 수치를 낮춰주며, 떫은맛을 내는 '타닌'은 세포 노화를 촉진하는 활성산소를 제거하고 중성지방과 콜레스테롤을 흡착해 몸 밖으로 배출한다.

주목할 점은 감보다 감잎에 훨씬 더 많은 비타민C가 들어 있다는 점이다. 감잎 100g에는 비타민C가 200mg이나 들어 있는데, 이는 귤보다 2~3배 많은 것이다. 따라서 피부미용은 물론 몸속에서 불포화지방산이 산화되는 것을 방지해 동맥경화를 예방한다. 또한 위궤양·십이지장궤양 등에도 효능이 있으며 운동 부족과 혈액순환 장애에 의한 비만, 몸의 부기를 빼는 데도 좋다. 말린 후 차처럼 달여서 수시로 마시면 된다.

피부 감염을 예방하는 항산화식품, 검은콩

검은색을 띠는 식품은 항산화력이 뛰어나 혈액순환을 돕고 피부에도 좋다. 또한 장기복용하게 되면 항암효과까지 볼 수 있다. 이는 검은색에 들어 있는 안토시아닌·카로틴 같은 성분 때문이다.

인체가 산화한다는 것은 그만큼 빨리 늙고, 각종 질병에 걸리기 쉽다는 뜻이다. 때문에 산화를 더디게 하거나 막아주는 항산화작용을 하는 식품을 자주 섭취할 필요가 있다.

검은콩은 일반 콩보다 4배 정도 많은 항산화작용을 해 노화방지에 탁월한 효력을 지니고 있다. 이에 《본초강목》에서는 검은콩의 효능에 대해서 이렇게 말하고 있다.

"신장을 다스리고, 부종을 없애며, 혈액순환을 활발하게 해 모든

약의 독을 풀어준다."

또한 검은콩에는 여성 호르몬 역할을 하는 '이소플라본'이 들어 있는데, 이소플라본은 여성호르몬인 에스트로겐의 작용을 조절하고 나쁜 콜레스테롤을 낮춰 동맥경화와 심장병을 예방하는 역할을 한다. 여기에 신장 기능이 떨어져 생기는 질병을 개선하는 것은 물론 해독작용에도 매우 유용하다.

콩이나 콩으로 만든 식품은 유방암 · 전립선암 · 대장암 · 관상동맥 질환 · 골다공증 등을 예방하는 것으로 보고되고 있다. 그렇다면 과연 콩의 어떤 성분이 이런 성질을 갖고 있는 것일까.

바로 제니스틴이라는 성분 때문이다. 제니스틴은 뼈의 형성을 촉진시켜 골다공증을 예방하고, 악성종양이 커지는 것을 억제해 유방암이나 전립선암에 대한 항암작용을 한다. 콩을 많이 먹는 일본 여성들의 경우, 유방암 발병률이 콩을 많이 먹지 않는 미국 여성들의 20% 밖에 되지 않는다는 사실이 이를 증명한다.

거친 피부와 기미에 좋은 동아

동아는 박과에 속하는 과채로 예로부터 식재료와 약재로 많이 사용되어 왔다. 특히 90% 이상이 수분으로 이루어져 있어 갈증 해소에 효과적일 뿐만 아니라 칼로리와 지방 함량 역시 낮아 다이어트에도 매우 좋다.

동아는 박과 같은 커다란 열매를 먹는데, 여기에는 간장질환을 치료하는 성분과 대장·소장의 운동기능을 돕는 성분이 풍부하게 들어 있다. 특히 피부가 거칠고 기미가 많은 사람들이 먹으면 피부가 깨끗해지는 것으로 알려져 있다. 또한 혈중 콜레스테롤의 양을 감소시켜 당뇨 등에도 효과가 있다.

예로부터 동아는 여성들의 미용차로 이용되어 왔다. 만드는 법 역시 어렵지 않다. 동아를 썰어 물에 넣고 끓이다가 끓기 시작하면 불을 줄여 뭉근히 달여 마시면 된다. 이때 생강을 함께 넣는 것이 좋은데, 이는 따뜻한 성질의 생강이 찬 성질의 동아와 최상의 궁합을 이루기 때문이다. 이뇨작용이 있어 신장이 약한 사람들에게 특히 좋다.

피부를 희고 깨끗하게 만들어주는 레몬

레몬은 미숙과일 때는 녹색을 띠지만 다 익으면 노란색으로 변한다. 하지만 신맛과 향이 너무 강해 요리의 주연이 아닌 조연으로 이용되어 왔다.

레몬이 신맛을 내는 이유는 피로회복에 좋은 구연산을 5~6% 함유하고 있기 때문이다. 신맛이 나는 자몽이나 오렌지에 구연산이 1~2% 정도 들어 있는 것에 비하면 매우 많은 양이 들어 있는 셈이다.

레몬은 신진대사를 원활하게 해 체온을 유지시켜주며 감기예방에 좋다. 또한 비타민C가 풍부해 피부에 활력을 주며, 혈관을 튼튼하게 하고, 미백에도 탁월한 효능을 발휘한다. 여기에 레몬에 들어 있는 생체활성 미량 원소들은 피지 조절 및 수렴, 각질 제거에 탁월한 효과가 있다. 땀을 많이 나게 해 독감 증세를 약화시키고 열을 내리는 데도 도움이 된다. 또한 인후염과 같은 질환을 퇴치하는 데도 효과적이다.

하지만 워낙 신맛이 강해 직접 먹기 어려우므로 즙을 내어 주스로 먹거나 물과 섞어 먹으면 한결 먹기가 쉽다. 특히 레몬 음료는 소화기관에 자극을 줘 몸이 영양소를 흡수하는 능력을 향상시키고 소화를 도와 체중감량에 큰 도움을 주는 것으로 알려져 있다.

피부 진정 · 보습 · 미백을 위한 최고의 솔루션, 알로에

알로에는 전세계적으로 약 300여 종이 있는 것으로 알려져 있다. 그러나 현재 식용 및 피부미용에 이용되고 있는 것은 크게 3가지다. 베라 · 사포나리아 · 아보레센스가 바로 그것이다. 그 중 가장 많이 쓰이고 효과가 뛰어난 것은 베라다.

베라는 '진실'이라는 뜻을 가진 라틴어에서 비롯된 것으로 이는 고대인들이 가장 믿을 수 있는 약이라고 생각했기 때문이다.

알로에는 한방에서 '노회'라 불리며 여러 질환의 약재로 두루 쓰였다. 특히 지난 2009년 전세계적으로 신종 인플루엔자가 유행할 당시에는 식품의약품안전청에 의해 홍삼, 다래 등과 함께 면역력 강화에 효과적인 식품으로 선정되기도 했다.

알로에는 위와 장의 건강을 도울 뿐만 아니라 보습효과와 미백효과가 뛰어나 화장품 원료로 많이 이용되고 있다. 특히 알로에 잎에 풍부한 향균성 점액물질은 상처와 화상 치료 · 피로회복 · 숙취해소 · 변비 등에 매우 유용하다. 이에 주스나 알약으로 만들어져 큰 인기를 끌고 있다. 하지만 안트라퀴논(anthraquinone)이라는 강한 이뇨제 성분이 들어 있어 임신 중이거나 생리 중인 여성은 반드시 피해야 한다.

피부 노화를 억제하는 여름 채소의 대명사, 오이

오이의 원산지는 인도 북서부 히말라야 지역으로, 서아시아 지역에서는 3,000년 전부터 재배되어 왔다. 우리나라에는 실크로드를 따라 중국을 거쳐 들어온 것으로 추정된다.

오이는 아삭한 맛과 향, 싱그러운 색깔 때문에 음식으로도 환영받을 뿐만 아니라 몸을 맑게 하고 화상을 치료하는데도 탁월한 효능이 있다.

흔히 오이를 가리켜 여름채소의 대명사라고 한다. 이는 오이의 다양한 효능 때문이다. 특히 오이는 열을 내리게 하고, 무기질이 풍부해 갈증 해소에 좋다. 또한 비타민C가 풍부해 신진대사를 원활하게 해 피로회복에 큰 도움을 준다.

주목할 점은 오이가 콩나물만큼이나 숙취 해소에 좋다는 것이다. 이는 아스코르브산(ascorbic acid, 수용성 비타민의 하나로 비타민C를 말함)이라는 성분 때문이다. 이에 과음 후 속이 아프거나 구토 · 두통 등에 시달릴 때 오이즙을 마시면 속이 거뜬해진다.

오이는 초저칼로리 식품으로 아무리 먹어도 살이 찔 염려가 없다. 또한 식이섬유가 풍부해 변비에 좋을 뿐만 아니라 수분 함량이 높아 한두 개만 먹어도 금세 포만감을 느낄 수 있다. 피부 노화를 억제하는 콜라겐 역시 다량 함유하고 있기 때문에 미백효과와 보습효과 역시 탁월하다. 여기에 체내 노폐물과 소금기를 배출하는 작용을 해 고혈압과 신장병에도 좋다.

오이는 생으로 먹어도 좋고 토마토나 양파와 함께 샐러드를 만들어 먹어도 좋다. 또 다이어트를 할 때 오이만 먹기 어려운 경우에는 당근이나 양배추 등과 함께 갈아서 즙으로 만들어 먹어도 좋다. 하지만 비타민C를 파괴하는 아스코르비나제라는 효소가 들어 있기 때문에 다른 채소와 섞이게 되면 비타민C가 분해될 수 있으므로 특별한 주의가 필요하다. 이럴 때는 식초나 레몬주스를 약간 넣어서 요리하면 비타민C가 파괴되는 걸 막을 수 있다.

피부 트러블을 개선하는 건강한 기름, 올리브유

지중해식 식단의 대표 메뉴인 올리브유는 올리브 씨앗을 선별해 건조시킨 후 압착하거나 가열, 추출해서 만드는 기름이다. 특히 가공·정제과정을 거치지 않아 영양소 파괴가 거의 없기 때문에 '건강한 기름'의 대명사로 알려져 있다.

올리브유의 주요 효능으로는 항균작용·피부 트러블 개선·성인병 예방 등이 있다. 또한 올리브유에 함유된 불포화지방산은 세포막과 호르몬 등을 구성하는 필수성분으로 혈중 콜레스테롤 수치를 낮추는 데 큰 도움을 준다. 특히 올리브 껍질과 잎에 함유된 올러유러핀(Oleuropein) 성분은 뛰어난 살균작용으로 노폐물 및 독소 등을 배출시켜 피부 트러블을 개선하고 피부를 보호해준다.

〈참기름·흑참기름·들기름 및 올리브유의 생리활성에 관한 연구〉라는 논문에 의하면, 올리브유는 체내 유해한 활성산소 유발 물질을 제거해 노화방지 및 암 예방에 효과적이다. 이에 하루에 한 번 이상 올리브유를 음식에 사용하는 여성들은 그렇지 않은 여성들에 비해 유방암 위험성이 25% 정도 낮은 것으로 보고되고 있으며, 동물실험에서도 올리브유를 섭취한 쥐는 대장암에 걸릴 확률이 그렇지 않은 쥐에 비해 훨씬 더 낮은 것으로 나타났다.

올리브유를 구매할 때는 엑스트라 버진 등급의 제품을 선택하는 것이 좋다. 산도가 1% 미만으로 맛과 향, 품질 면에서 월등히 뛰어나기 때문이다. 또한 페트병보다는 유리병에 담긴 제품을 선택해야 유해 성분이 첨가되는 것을 막을 수 있으며, 개봉 후에는 3~5개월 내 섭취하는 것이 좋다.

손상된 피부를 치료하는 천연보습제, 포도씨유

포도씨가 우리 몸에 좋다는 것은 익히 알려진 사실이다. 이에 포도씨를 그냥 씹어 먹는 사람도 간혹 있다. 하지만 이 경우 섭취량이 한정적일 뿐만 아니라 흡수율 역시 매우 낮기 때문에 포도씨를 압착해서 짜낸 포도씨유가 많은 사람들로부터 사랑을 받고 있다. 특히 올리브유 특유의 강한 냄새와 맛을 꺼리는 사람들이 상대적으로 향이 부드럽고 산뜻한 포도씨유를 많이 찾는다.

포도씨유에는 카테킨과 리놀레산이 다량 함유되어 있어 해독과 살균 효과를 볼 수 있다. 특히 카테킨 성분은 산화를 막고, 돌연변이를 방지하며, 혈중 콜레스테롤 수치를 낮추는 역할을 한다. 또한 불포화 지방산의 일종인 리놀레산은 손상된 피부를 치료할 뿐만 아니라 혈청 콜레스테롤을 감소시키는 효능이 있다. 따라서 고지혈증이나 동맥경화 등 심혈관질환을 예방하고 혈압을 낮추는데 큰 도움을 준다.

포도씨유는 산패가 느리고 발연점이 높아 튀기거나 요리를 할 때 잘 타지 않는 장점이 있다. 그러나 다른 기름처럼 열량이 높기 때문에 다이어트를 할 경우 너무 과하지 않게 섭취하는 것이 좋다. 또한 간혹 지방을 잘 소화시키지 못하는 사람이 공복에 먹게 되면 설사를 하는 경우도 있으므로 주의해야 한다.

아이들 두뇌 발달에 좋은
브레인 슬로푸드

음식만 잘 먹어도 머리가 좋아진다

"음식만 잘 챙겨줘도 아이들의 머리가 좋아진다"는 말이 있다.

한국뇌학회에 의하면, 학습과 기억을 관장하는 해마세포는 필요한 영양만 제대로 공급되면 끊임없이 재생되고 용량이 늘어난다고 한다. 영국 〈Food for the brain〉의 연구결과 역시 음식 섭취와 두뇌활동의 상관관계를 명확히 보여준다.

영국 초등학교에서 최하위권 성적을 맴돌던 친햄파크 초등학교를 대상으로 2년 동안 유기농 건강식과 두뇌활동 촉진을 위한 적절한 운동을 시킨 결과, 아이들의 성적이 놀라운 정도로 상승했다는 것이 바로 그것이다.

실험결과, 2005년 94점에 불과했던 SAT 평균점수가 2년만에 240점으로 무려 두 배 이상 올랐을 뿐만 아니라 19점에 머물렀던 영어 평균성적 역시 자그마치 4배 이상 올라 79점이 되었다. 음식만 바꿔도 아이들이 똑똑해진다는 사실이 여실히 증명된 것이다.

　브레인 푸드는 이처럼 뇌가 최상의 상태로 활동할 수 있도록 도와주는 음식을 말한다. 그렇다면 아이들의 두뇌 발달을 돕기 위해서는 과연 어떤 음식을 먹이는 게 좋을까.

　예로부터 두뇌가 좋아지는 음식에서 빠지지 않는 음식이 바로 콩과 깨다. 위를 보호하고 면역 시스템을 원활하게 하는 브로콜리와 양배추 역시 빼놓을 수 없다. 여기에 우유까지 섭취하면 그야말로 효과만점이다. 또한 연어·정어리·고등어와 같은 등푸른 생선 역시 아이들의 두뇌 발달에 필요한 DHA와 콜린이 듬뿍 들어 있으며, 달걀과 파프리카, 땅콩이나 호두 같은 견과류 역시 두뇌 발달에 매우 좋다.

　하지만 아무리 좋은 음식도 한꺼번에 너무 많이 먹게 되면 체하는 법이다. 따라서 일정한 양을 천천히 꾸준하게 섭취하는 것이 중요하다. 이에 영국에서는 '5 A Day 캠페인'이라고 해서 하루에 5번 이상 채소와 과일을 먹도록 권장하는 식생활 개선 운동을 벌이고 있다. 여기에 두뇌에 가장 좋은 생선은 일주일에 적어도 한 번은 반드시 먹을 것을 적극 권장하고 있다.

　아침 역시 반드시 먹는 것이 좋다. 아침을 굶으면 혈당치가 떨어져 뇌가 능률적으로 활동할 수 없게 되어 기억력과 학습능력 모두 떨어지기 때문이다. 반면, 사탕이나 청량음료와 같은 단 음식을 많이 먹게 되면 신경세포가 파괴될 수 있을 뿐만 아니라 심한 경우 주의력 결핍 장애 및 과잉행동 등 다양한 이상 증세를 유발할 수 있기 때문에 가능한 먹지 않는 것이 좋다.

커피나 홍차와 같은 카페인이 많이 들어 있는 음료 역시 피해야 한다. 아이들 역시 카페인에 쉽게 중독될 수 있을 뿐만 아니라 몸에 좋지 않은 영향을 미치기 때문이다.

최고의 브레인 푸드, 견과류

견과류란 딱딱한 껍데기와 마른 껍질 속에 씨 하나만 들어 있는 나무 열매를 일컫는 말이다. 대표적인 견과류로는 호두 · 아몬드 · 땅콩 등이 있다.

특히 견과류는 미국 시사 주간지 〈타임〉에 의해 10대 건강식품 중 하나로 선정된 바 있다. 그도 그럴 것이 견과류에는 탄수화물 · 단백질 · 지방 · 비타민 · 무기질 등 각종 영양소가 듬뿍 들어 있어 건강을 유지하는 데 있어 매우 유용한 식품이다.

일주일에 견과류를 1~4회 정도 섭취한 사람은 심근경색을 22%까지 줄일 수 있으며, 일주일에 5회 이상 견과류를 섭취한 사람은 52%까지 줄일 수 있다는 연구결과가 있다. 그만큼 견과류는 우리 몸에 유익한 식품이다. 또한 견과류에는 기억력을 좋게 할 뿐만 아니라 아이들이 성장하는 데 있어 반드시 필요한 아연 역시 풍부하게 들어 있다.

비타민E가 피부 노화를 막고 탄력 있는 피부를 만들어준다는 것은 익히 알려진 사실이다. 견과류에는 이런 비타민E와 단백질이 풍부하다. 따라서 채식을 하는 사람들에게 충분한 단백질 공급원 역할을 한다. 단, 한꺼번에 너무 많이 먹으면 복통·설사·피부 트러블이 생길 수 있으므로 주의하는 것이 좋다. 그런 면에서 견과류과 각종 채소를 섞은 견과류 샐러드는 영양소가 골고루 함유된 영양만점의 간식이 될 수 있다. 그렇다면 대표적인 견과류인 호두·아몬드·땅콩 은 과연 어떤 효능을 지니고 있을까.

❶ 두뇌에 좋은 식물성 DHA가 풍부한 호두

호두는 뇌의 활동을 촉진해 머리를 좋게 하는 건뇌식품으로 널리 알려져 있다. 이에 한방에서는 '머리가 좋아지려면 호두를 먹어라'라고 할만큼 우수 식품으로 추천하고 있다. 이는 호두 속에 불포화지방산의 일종인 리놀렌산과 같은 오메가3 지방산이 많이 들어 있기 때문이다.

호두의 지방은 62%, 아몬드는 59%, 땅콩은 55% 등 대부분의 견과류는 50%가 넘는 지방을 함유하고 있다. 그러나 대부분 불포화지방산으로 심장질환을 예방한다. 특히 호두로 만든 죽은 비타민B·C·E와 아연을 많이 함유하고 있어 머리를 맑게 하고, 탈모를 방지하며, 윤기가 나게 한다고 해서 미용식으로도 많이 이용되고 있다. 하지만 껍데기를 까두면 지방질이 산패해 변질되기 쉬우므로 껍데기째 보관하는 것이 좋다. 또한 소화가 잘 되지 않으므로 하루에 5~6개 이상 먹지 않는 것이 좋다.

❷ 노화 예방에 좋은 아몬드

아몬드는 항산화 작용을 하는 비타민E 함유량이 다른 식품에 비해 매우 풍부해 노화의 원인이 되는 유해산소로부터 세포를 보호하고 활성화하는 기능이 탁월하다. 또한 유익한 콜레스테롤은 유지하고 불필요한 유해 콜레스테롤 수치는 떨어뜨리는 올레인산을 많이 함유하고 있다. 특히 견과류 중 가장 많은 미네랄과 식이섬유를 함유하고 있어 과도한 지방이나 콜레스테롤이 대장에서 체내로 흡수되지 못하도록 할 뿐만 아니라 대변을 통해 몸 밖으로 배출시키는 역할을 해 변비예방에 좋다.

❸ 피로회복과 콜레스테롤 저하에 좋은 땅콩

땅콩은 고단백 · 고지방에 비타민B · E가 풍부해 스태미너 식품으로 높이 평가 받고 있다. 특히 땅콩에 많이 들어 있는 지방분은 변비에 좋으며, 리놀렌산과 아라키돈산 같은 필수지방산은 동맥경화의 원인이 되는 혈청 콜레스테롤 수치를 떨어뜨리는 효과가 있다. 또한 비타민B와 레시틴은 머리를 맑게 하며, 비타민B$_1$ · B$_2$는 피로회복에 탁월한 효과가 있어 꾸준히 공부를 해야 하는 학생들이나 정신노동을 하는 사람들에게 매우 유용하다.

두뇌에 좋은 DHA의 보고, 등푸른 생선

고등어 · 꽁치 · 참치 · 정어리 같은 등푸른 생선에 많이 들어 있는 DHA는 필수지방산의 하나로 뇌를 구성하고 있는 지방의 약 10%를 차지한다. 때문에 뇌 세포막을 형성해 두뇌 발달을 돕고 기억력을 높이는 효과가 있다. 또한 단백질이 약 20% 정도 들어 있어 성장기 아이들에게 매우 유용하다. 뿐만 아니라 철분이 풍부해 빈혈예방과 치료에도 좋으며, 칼슘 · 칼륨 · 비타민B_3 · 비타민E 역시 많이 함유하고 있다.

꽁치와 고등어에 많이 들어 있는 EPA는 나쁜 콜레스테롤 함량을 낮추고, 좋은 콜레스테롤 함량을 높여 혈전증을 예방한다. 혈전증은 동맥경화로 탄력을 잃고 좁아진 혈관에 피가 굳어 버리는 현상을 말한다. 하지만 등푸른 생선을 많이 먹는 에스키모인들은 혈전증에 거의 걸리지 않는 것으로 알려져 있다. 즉, 등푸른 생선을 많이 먹으면 중풍을 예방할 수 있는 것이다.

하지만 지용성인 DHA는 조리할 때 주의가 필요하다. 구이를 할 때는 기름을 발라 굽지말고 센 불에서 가급적 빨리 굽거나 알루미늄 호일로 싸서 굽는 것이 좋으며, 튀길 때는 튀김옷을 두껍게 하는 것이 좋다. 그래야만 DHA 손실이 적기 때문이다.

머리가 좋아지는 슈퍼푸드, 콩

흔히 '밭에서 나는 소고기'라는 별칭이 붙을 정도로 콩의 단백질 함유량은 그야말로 엄청나다.

콩은 100g당 41.8g이 단백질로 이루어져 있다. 이는 쇠고기의 2배에 이르는 양이다. 철분 역시 쇠고기의 4배가 넘는다. 그런 점에서 머리를 많이 써야 하는 수험생들과 직장인들에게 매우 유익한 식품이라고 할 수 있다.

콩에는 성인병을 유발하는 콜레스테롤이 전혀 없다. 함유량이 18%나 되는 지방도 대부분 불포화지방산이다. 그 중 50% 이상이 몸을 구성하는데 없어서는 안 될 필수지방산인 리놀레산과 리놀산으로 혈관 벽에 끼어있는 콜레스테롤을 깨끗이 씻어내 혈관 벽을 튼튼하게 해준다.

콩에 풍부하게 들어 있는 사포닌은 혈중 콜레스테롤을 낮출 뿐만 아니라 과산화 지질의 형성을 막아 동맥경화와 고혈압을 막는다. 때문에 육식을 즐기는 사람들일수록 콩을 더 챙겨먹어야 한다. 또한 콩에는 이소플라본이라는 천연 항암물질이 들어 있어 유방암·폐암·난소암·대장암 등의 발생을 억제하고 감소시킨다. 특히 폐암 억제효과는 동물실험 뿐만 아니라 역학조사에서도 수차례 밝혀진 바 있다. 한 연구조사에 의하면, 콩을 적게 먹는 미국 여성에 비해 콩을 많이 먹는 아시아 여성의 폐암 발생률은 8분의 1에 그치는 것으로 나타났다.

콩을 많이 먹으면 치매나 뇌졸중 역시 예방할 수 있다. 또한 인삼의 주요성분인 사포닌과 흔히 토코페롤이라고 불리는 비타민E가 풍부해 기미를 방지하고 혈액순환을 돕는다.

그 밖에도 콩의 효능은 매우 다양하다. 특히 요즘에는 콩으로 만든 두부·장류·콩나물과 같은 기존의 식품들 뿐만 아니라 콩을 이용한 가공식품들이 많이 출시되어 많은 사람들로부터 사랑받고 있다. 그만큼 콩이 우리 몸에 유용한 식품이라는 반증이다.

흰 밀가루나 버터·마가린을 사용하지 않고 콩가루로 고단백 빵을

만들 수도 있다. 고단백 빵은 성장기 아이들 뿐만 아니라 고단백, 저
탄수화물 다이어트를 하는 사람들에게도 매우 유용하다.

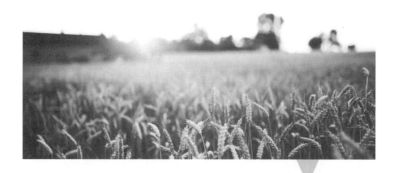

PART 4
Special Guide Book

유기농 채소 직접 키워서 먹기

- 베란다에서 유기농 채소 직접 재배하기

- 텃밭에서 유기농 채소 키우기

알수록 도움이 되는 건강 칼로리북

유기농 채소 직접 키워서 먹기

베란다에서 유기농 채소 직접 재배하기

아파트의 경우 정원이나 텃밭처럼 채소나 야채를 재배하기가 쉽지 않다. 하지만 마음만 먹으면 베란다에서도 메밀 · 무순 · 상추와 같은 채소를 얼마든지 키워 먹을 수 있다.

현미는 싹을 틔운 후 발아현미로 만들어 밥을 해먹고, 녹두와 콩나물콩은 숙주나물이나 콩나물로 재배할 수 있다. 재배용기는 인터넷 쇼핑몰에서 파는 콩나물 자동재배기를 이용하면 된다.

토마토 · 고추 · 상추 · 쑥갓 등은 화분이나 나무상자, 스티로폼을 이용해서 기른다. 그러나 반드시 바닥에 2~3군데 정도 구멍을 내고 망사로 덮어 배수구를 마련해야 한다. 식물이 잘 자랄 수 있게 하는 부엽토 역시 필수다. 부엽토라고 해서 어렵게 생각할 필요는 없다. 나뭇잎이 떨어져서 쌓여 있는 곳의 밑을 파보면 쉽게 발견할 수 있다. 부엽토가 너무 기름지다고 생각되면 밭에 있는 흙과 섞어 사용하면 된다. 만일 부엽토를 구하기가 어렵다면 종묘상이나 원예자재 판매상 혹은 대형마트에서 파는 채소용 배양토를 사용해도 된다. 그렇다고 아무 흙이나 썼다가는 배수가 잘 되지도 않을 뿐더러 진딧물이 생길 수도 있으니 주의해야 한다. 일반적으로 밭 흙과 부엽토, 모래의 비율은 5 : 3 : 2가 가장 좋다.

베란다에서 채소와 야채를 기를 때 가장 중요한 점은 햇볕을 충분히 쬐여줘야 한다는 것이다. 그렇지 않으면 몸체는 계속 자라는데 비해 줄기와 꽃이 빈약해져서 열매가 잘 맺지 않을 수 있기 때문이다. 물을 너무 많이 줘서도 안 된다. 뿌리가 흡수할 산소가 부족한 나머지 고사할 수 있기 때문이다. 반대로 수분이 부족하면 생육이 부진하게 된다. 따라서 물은 화분 밑바닥으로 물이 나올 듯 말 듯 할 정도만 주는 것이 좋다. 구멍이 작은 물뿌리개나 물주전자를 이용하면 좋다.

❶ 고추

종묘상에서 파는 고추모종을 사다가 심으면 된다. 햇볕이 잘 들고 배수가 잘 되는 곳이 좋으며, 화분은 6호 화분이나 나무상자를 이용하면 된다. 모종은 한 화분에 하나씩만 심어야 하며, 흙은 채소용 배양토나 부엽토를 사용해야 한다. 가끔씩 초목의 재를 뿌려주면 더 좋다. 주의할 점은 모종이 쓰러질 정도로 자라면 넘어지거나 끓어지지 않도록 지주를 세워줘야 한다는 것이다. 또한 연작(이어짓기)에 약한 작물이기 때문에 토마토 · 가지 · 감자 등을 키운 흙에서는 재배하지 않는 것이 좋다.

❷ 배추

나무상자 바닥에 구멍을 내고 배양토와 밭 흙을 섞어서 넣은 후 줄뿌리기(씨 뿌릴 곳에 고랑을 내어 줄을 지어 씨를 뿌리는 것)를 한다. 이때 4줄 정도의 골을 만든 후 1줄에 20알 정도의 씨를 뿌리는 것이 좋다. 그리고 싹이 나올 때까지 신문지를 덮어 마르지 않게 한후, 싹이 나오면 신문지를 걷는다. 본 잎이 1~2장쯤 나오면 1줄에 10개 정도만 남기고 모두 솎아낸다. 마찬가지로 본 잎이 4~5장쯤 되었을 때도 1줄에 10개 정도만 남기고 솎아내야 한다. 솎음배추(솎아낸 어린 배추)는 30~40일, 일반배추는 70~80일 정도 키우면 수확이 가능하다.

❸ 새싹채소

메밀 · 밀 · 보리 · 수수 · 조 · 무순 · 상추 · 쑥갓 · 수박씨 · 호박씨 · 알파파 등의 새싹채소 역시 콩나물 자동재배기를 이용해서 얼마든지 재배가 가능하다. 씨앗은 인터넷이나 시장 등에서 쉽게 구할 수 있다. 먹고 남은 씨앗을 이용해도 된다.

씨앗을 컵에 넣어 하룻밤 정도 물에 불린 후 콩나물 자동재배기에 넣는다. 온도는 15~20℃가 적당하다. 때문에 여름에는 서늘한 곳에서, 겨울에는 따뜻한 곳에서 재배하는 것이 좋다.

주의할 점은 햇볕을 쬐면 녹색으로 변하기 때문에 햇볕이 들지 않도록 해야 한다는 것이다. 또 오래된 씨앗의 경우 싹이 트지 않을 수도 있으므로 반드시 골라내야 한다.

떡잎이 벌어지면 먹기 적당할 때 씨앗 껍질을 손으로 벗겨낸 후 샐러드나 주스로 만들어 먹거나 살짝 데친 후 나물처럼 무쳐 먹으면 된다.

❹ 쑥갓 · 상추

쑥갓과 상추는 직접 씨를 뿌려야 한다. 나무상자 바닥에 구멍을 내고 망사로 덮은 후 채소용 배양토나 부엽토를 넣는다. 씨앗을 뿌리기 전에 5~6시간 정도 물에 불린 후 파종하면 일주일 후쯤 일정하게 발아하는 모습을 볼 수 있다. 씨앗은 30cm 간격으로 줄뿌리기를 하고 위에 얇게 흙을 뿌린 후 신문지를 덮고 물을 듬뿍 뿌린다. 잎이 2장쯤 나오면 서로 닿지 않을 정도로 솎아내고, 5장쯤 나왔을 때 다시 한 번 솎아내 10cm 간격이 되도록 유지한다. 솎아내기는 3번 정도가 적당하다. 특히 상추는 서늘한 곳을 좋아하므로 물만 잘 주면 쉽게 키울 수 있다.

❺ 콩나물 · 숙주나물

콩나물 자동재배기를 이용한다. 콩나물콩이나 녹두를 1컵 정도 적당한 그릇에 담아 물을 부은 후 하룻밤 동안 잘 불린다. 그 후 콩나물 자동재배기에 넣어 햇볕이 들지 않는 어두운 곳에 둔다. 햇볕을 받으면 녹색으로 변하기 때문이다. 이때 실내온도는 20~30℃가 적당하다. 콩나물 자동재배기의 경우 자동으로 물을 뿌리기 때문에 하루에 2~3회 정도 미지근한 물로 갈아주기만 하면 된다. 3~4일 후 3~5cm 정도 자랐을 때가 가장 먹기 좋다.

❻ 토마토

나무상자나 스티로폼상자, 화분을 이용한다. 상자 바닥에 구멍을 낸 후 채소용 배양토를 넣고 종묘상에서 사온 모종을 화분 깊숙이 비스듬하게 심는다. 비스듬하게 심는 이유는 그렇게 하면 뿌리가 잘 나오기 때문이다. 토마토는 다른 작물을 키운 흙을 그대로 사용하면 생육이 잘 안 되는 특성이 있다. 따라서 새로운 흙을 사용해야 한다. 또한 토마토는 햇볕을 좋아하므로 햇볕이 잘 드는 곳에 두고, 지주를 세워 흔들리지 않도록 해줘야 한다. 물은 바닥에서 흘러나올 듯 말듯하게 주는 것이 좋다. 생육이 왕성할 때는 하루에 1리터 정도의 물을 흡수한다.

텃밭에서 유기농 채소 키우기

고추 · 토마토 · 방울토마토 · 오이 · 가지 · 참외 · 수박은 집에서 모종을 만들기가 매우 어렵다. 따라서 종묘상에서 모종을 구입해서 심어야 한다. 반면, 상추 · 쑥갓 · 배추 · 무 · 아욱 · 근대 · 케일 · 당근 · 옥수수 · 콩 등은 모종을 따로 만들 필요 없이 직접 씨를 뿌리면 된다. 특히 당근과 같은 뿌리채소는 직접 뿌리는 것이 좋다. 적당한 시기에 솎아내기만 잘 하면 되기 때문이다. 비료는 퇴비 · 깻묵 · 생선 찌꺼기 · 닭똥 등을 발효시켜 사용하거나 종묘상에서 제조한 유기질 비료를 사서 쓰면 된다.

한편, 오이 · 수박 · 가지 · 토마토 · 양상추 · 셀러리 등은 연작장애가 있기 때문에 한 곳에서 계속 키우게 되면 잘 자라지 않는 특성이 있다. 따라서 똑같은 곳에서 계속 재배하지 말고 돌아가면서 재배하는 것이 좋다.

❶ 고추

고추는 채소 중 가장 늦게 자라는 특성이 있기 때문에 가장 먼저 심어야 한다. 이에 맛있는 고추를 먹기 위해서는 2월 중순쯤 모종을 만들어야 한다.

스티로폼 상자를 구해 종묘상에서 사온 채소용 배양토를 3cm 이상의 두께로 깐 후 그 위에 모래가 섞인 일반 흙을 5cm 두께로 덮는다. 고추씨앗을 하룻밤 동안 물에 불린 후 젖은 수건으로 감싸 이틀 정도 그대로 두면 싹이 나올 듯 말 듯한 상태가 된다. 그 후 흙을 넣은 스티로폼 상자에 젖은 씨앗을 뿌리고, 씨앗의 3배 두께로 흙을 덮은 후 물을 준다. 물은 상자 밑으로 흘러나오지 않을 정도로만 주는 것이 좋다.

싹이 트는 데는 온도관리가 가장 중요하다. 낮에는 25℃, 밤에는 18~20℃ 정도의 온도를 유지할 경우 일주일 정도면 싹이 올라오는 걸 볼 수 있다. 그 후 빈 상자에 채소용 배양토를 채워 넣어 모종을 옮길 모판을 만든다. 스티로폼 상자에서 고추 모종의 본 잎이 3~4장 정도 자라면 모판에 옮겨 심은 후 5월 초까지는 실내에서 키우다가 날씨가 풀리면 밭으로 옮겨 심는다. 건조하거나 습기가 너무 많으면 잘 자라지 않는 특성이 있기 때문에 햇볕이 잘 들고 배수가 잘 되는 곳에서 길러야 한다.

❷ 시금치

씨를 뿌리기 일주일 전쯤 퇴비나 계분을 흙과 함께 잘 섞어둔다. 그리고 40~50cm 간격으로 이랑을 만든 후 15cm 간격으로 줄뿌리기를 한다. 시금치 씨앗은 딱딱하므로 물에 하룻밤 불린 후 젖은 수건으로 2~3일 정도 감싸 두었다가 뿌리는 것이 좋다. 씨앗을 뿌리는 시기는 봄이나 가을이 좋으며, 씨앗을 뿌린 후에는 씨앗의 2~3배 두께로 흙을 덮고 가볍게 누른 후 잎이 4~5장쯤 나오면 솎아낸다.

단, 시금치는 더위에 매우 약해 25℃가 넘으면 재배하기가 어려운 특성이 있다.

❸ 오이 · 가지 · 호박

모종을 가꾸기 어려우므로 종묘상에서 직접 모종을 구입해서 심어야 한다. 맛있는 오이를 수확하려면 오이가 좋아하는 유기질 비료를 밑거름으로 듬뿍 뿌려주는 것이 좋다.

모종을 심을 구덩이에 유기질 비료를 듬뿍 뿌린 후 그 위에 흙을 살짝 덮고 뿌리를 잘 펴서 약 60cm 간격으로 모종을 심는다. 그리고 모종이 어느 정도 자라면 지주를 세운 후 끈으로 덩굴을 묶는다. 주의할 점은 오이는 물을 자주 줘야 한다는 것이다.

가지 역시 오이와 재배법이 비슷하다. 우선, 구덩이를 약 30cm 깊이로 판 후 유기질 비료를 듬뿍 뿌린다. 그리고 그 위에 10cm 정도의 흙을 덮은 후 모종을 심는데, 오이와 달리 약 40~50cm 간격으로 심어야 한다. 그 후 모종이 어느 정도 자라면 지주를 세우고 끈으로 덩굴을 묶어준다.

호박은 종자를 심는다. 뿌리는 시기는 5월 초가 가장 좋다. 한 달 전쯤 밭에 깊이 30cm 정도의 구덩이를 미리 판 후 퇴비나 유기질 비료를 뿌리고 흙을 살짝 덮는다. 그리고 그 위에 2~3개 정도의 씨앗을 뿌린 후 잎이 2장쯤 나왔을 때 솎아내 1장만 남긴다.

호박은 오이와 달리 비료를 적게 주는 것이 좋다. 농약이나 비료를 뿌리지 않아도 잘 자라기 때문이다. 다만, 줄기가 너무 많이 뻗어 자리를 많이 차지하는 것이 단점이다.

❹ 옥수수

수수 역시 5월 초에 파종을 하는데, 하룻밤 정도 물에 불려놓는 것이 좋다. 30~40cm 간격으로 구덩이에 3~5알의 종자를 뿌린 후 흙을 덮는다. 그리고 싹이 나와 잎이 2~3장쯤 되었을 때 생육이 가장 좋은 2장만 남기고 나머지는 솎아낸다. 하나만 남겨 두면 바람에 쓰러지기 쉽다.

❺ 토마토

토마토는 5월 초에 종묘상에서 모종을 사다가 심는다. 햇볕이 잘 들고 배수가 잘 되는 땅을 잘 고른 후 90cm 간격으로 이랑을 만들어 50cm 간격으로 모종을 심는다. 다른 작물과 마찬가지로 어느 정도 자라면 쓰러지지 않도록 지주를 세운 후 비닐 끈으로 묶어줘야 한다.

※ 곡류 및 가공식품 ※

식 품	식품의 양	칼로리(Kcal)
현미밥	1공기	300
흰쌀밥	1공기	300
보리밥	1공기	280
오곡밥	1공기	319
콩밥	1공기	317
백미죽	1공기	216
미숫가루	1큰술	48
인절미	100g	217
떡	100g	200
국수(삶은 것)	1그릇(90g)	110
메밀국수(삶은 것)	1접시(90g)	100
칼국수	1접시(90g)	350
라면	1개(100g)	500
짜장면	1그릇	700
카레라이스	1그릇	540

식 품	식품의 양	칼로리(Kcal)
우동	1인분	450
냉면	1그릇	510
떡국	1그릇	420
잡채	1인분(200g)	230
흰빵	2조각(70g)	165
통밀빵	2조각(70g)	151
카스텔라	50g	160
시리얼	1컵(30g)	120
콘플레이크	1컵(30g)	110
애플파이	1쪽	300
스파게티	150g	156
피자	100g	306
냉동만두	2개(130g)	197
팬케이크	2개(60g)	170
햄버거	1개	394
초콜릿 케이크	1/8조각	310
생크림 케이크	58g	427
도넛	100g	231
건빵	100g	384
찐빵	30g	254
비스킷	1개	135
초코파이	25g	110
초콜릿칩 쿠키	3개	160
초콜릿바	25g	132

식 품	식품의 양	칼로리(Kcal)
치즈크래커	30g	150
감자칩	30g	164
콘칩	30g	154
팝콘	1/2봉지(229g)	120
콩	100g	400
검은콩	100g	378
완두	100g	352
콩자반	2큰술(20g)	80
두부	100g	60
순두부	100g	40
비지	100g	81
두유	100g	55
청국장	100g	178
팥	100g	321
조	100g	307
수수	100g	354
옥수수(찐 것)	1개(100g)	130
율무	100g	379
율무죽	100g	44
감자	1개(148g)	100
감자(구운 것)	100g	93
감자(찐 것)	100g	84
프렌치프라이	100g	324
고구마(구운 것)	1개(100g)	120

식 품	식품의 양	칼로리(Kcal)
도토리묵	1/4모(100g)	50
녹두묵	100g	120
밤	10개(100g)	160
땅콩(볶은 것)	40g	241
땅콩(말린 것)	100g	534
땅콩버터	1큰술	93
호두	30g	183
잣	32g	200
은행	60g	99

❈ 과일 및 채소류 ❈

식 품	식품의 양	칼로리(Kcal)
사과	1개(154g)	80
바나나	1개(130g)	124
오렌지	1개(100g)	37
귤	1개(100g)	38
복숭아	1개(140g)	46
배	1개(100g)	51
앵두	100g	45
살구	1개	25
자두	100g	60

식 품	식품의 양	칼로리(Kcal)
자몽	1/2개(154g)	60
감	1개	117
딸기	10개(150g)	50
딸기잼	100g	284
키위	1개(74g)	47
레몬	1개(58g)	17
망고	1개	135
포도	100g	40
건포도	100g	274
수박	1컵(140g)	40
참외	100g	35
캔탈로프(레드멜론)	1/4개(134g)	50
멜론	1/4개(300g)	82
파인애플	1쪽(56g)	30
아보카도	1개(90g)	165
케일	1컵	42
브로콜리(데친 것)	1개(150g)	44
컬리플라워	1컵(100g)	29
당근	100g	34
양배추	1컵(84g)	25
배추	100g	12
무	100g	30
열무	100g	29
깍두기	50g	20

식 품	식품의 양	칼로리(Kcal)
단무지	70g	13
무잎(삶은 것)	100g	18
시금치	1컵(81g)	12
시금치된장국	1인분	40
된장찌개	1인분	120
배추김치	70g	20
호박(삶은 것)	100g	26
셀러리	1쪽(50g)	6
아스파라거스	1쪽(20g)	4
오이	1개(100g)	9
피망	1개(50g)	7.5
치커리	1컵	38
양상추	1컵(50g)	7
상추	1컵(50g)	9
양송이버섯	100g	33
표고버섯	100g	48
느타리버섯	100g	33
팽이버섯	100g	33
숙주나물	100g	13
콩나물	100g	26
쑥갓	100g	19
미나리	100g	16
쑥	100g	18
마늘	100g	40

식 품	식품의 양	칼로리(Kcal)
마늘장아찌	25g	20
아욱	100g	20
양파	100g	35
파	100g	13
붉은고추	100g	39
풋고추	100g	57
고춧잎(삶은 것)	100g	36
가지	100g	29
부추	100g	21
파슬리	100g	31
냉이	100g	31
달래	100g	27
쑥	100g	27
두릅	100g	21
더덕	100g	55
우엉	100g	62
연근	100g	36
도라지	100g	83
취나물	100g	31
깻잎	100g	29
치커리잎	100g	23
곤약	100g	9
마	100g	64
토마토	100g	14

❈ 유제품 ❈

식 품	식품의 양	칼로리(Kcal)
버터	1큰술(14g)	102
치즈	1/2장(50g)	206
마가린	1큰술	102
쇼트닝	1큰술	113
우유	1컵(200ml)	125
분유	4큰술	125
과일 요구르트	150g	135
액상 요구르트	1/2컵(100ml)	63
요플레	100g	100
아이스크림	1컵	270

❈ 고기류 ❈

식 품	식품의 양	칼로리(Kcal)
쇠고기(안심)	100g	143
쇠고기(등심)	100g	148
쇠고기(갈비)	100g	305
돼지고기(등심)	100g	282
돼지고기(삼겹살)	100g	318

식 품	식품의 양	칼로리(Kcal)
오리고기	100g	343
닭고기	115g	248
삼계탕	1그릇	1,030
닭다리(튀긴 것)	90g	179
닭가슴살(튀긴 것)	140g	295
프라이드치킨	90g	250
소시지	100g	318
베이컨	3쪽	109
달걀	1개	79
메추리알	100g	150

※ 생선 및 해산물 ※

식 품	식품의 양	칼로리(Kcal)
갈치	100g	145
고등어(익힌 것)	100g	214
꽁치	100g	262
대구	100g	90
정어리	100g	171
조기	100g	138
청어	100g	242
마른 멸치	100g	238
멸치젓	100g	113

식 품	식품의 양	칼로리(Kcal)
명태(말린 것)	100g	358
명란젓	100g	120
연어	100g	161
장어	100g	125
참치	100g	125
가리비	100g	80
광어	100g	104
도다리	100g	93
게(삶은 것)	100g	76
문어(데친 것)	100g	99
새우	100g	71
조갯살	100g	250
어묵	100g	96
게맛살	100g	112
골뱅이	100g	94
낙지(데친 것)	100g	79
오징어(데친 것)	100g	110
꽃게	100g	70
해삼	100g	15
굴	100g	67
미역	100g	22
다시마	100g	19
김	1장(2g)	10

❋ 주류 및 음료, 양념류 ❋

식 품	식품의 양	칼로리(Kcal)
맥주	1캔(355ml)	150
소주	1병(360ml)	620
위스키	1잔(30ml)	83
콜라	1캔(355ml)	152
커피믹스	1개	52
커피	1잔	50
적포도주	1잔(125ml)	85
백포도주	1잔(125ml)	117
포도주스	1/2컵(100ml)	53
오렌지주스	1컵	113
파인애플주스	1컵	140
토마토주스	240ml	21
식혜	1캔	124
유자차	100g	100
식초	1큰술	5
간장	1큰술	6
고추장	25g	31
된장	25g	35
생강	30g	20
설탕	1큰술	15
소금	1작은술(6g)	0

일상생활 및 운동	시간(분)	칼로리(Kcal)
독서	30	30
텔레비전 보기	30	30
운전	30	60
요리	30	90
골프	30	90
볼링	30	100
산책	30	100
청소	30	100
자전거	30	120
댄싱	30	130
계단 오르기	30	180
탁구 · 야구	30	200
배드민턴	30	220
테니스	30	220
조깅	30	250
에어로빅	30	250
줄넘기	30	250
라켓볼	30	280
수영	30	300
축구	30	350
농구	30	400

삶을 바꾸려면 음식을 바꿔라

초판 1쇄 인쇄 2016년 1월 5일
초판 1쇄 발행 2016년 1월 15일

지은이 이원종
발행인 임채성
디자인 산타클로스

펴낸곳 도서출판 루이앤휴잇
주 소 서울시 양천구 목동 923-14 드림타워 제10층 1010호
전 화 070-4121-6304   **팩 스** 02)332-6306
메 일 pacemaker386@gmail.com
카 페 http://cafe.naver.com/lewuinhewit
블로그 http://blog.naver.com/asra21, http://blog.daum.net/newcs

출판등록 2011년 8월 30일(신고번호 제313-2011-244호)

종이책 ISBN 979-11-86273-13-5   03510
전자책 ISBN 979-11-86273-14-2   05510

저작권자 ⓒ 2016 이원종
COPYRIGHT ⓒ 2016 by Lee Won Jong

이 도서의 국립중앙도서관 출판시도서목록(CIP)은 서지정보유통지원시스템 홈페이지(http://seoji.nl.go.kr)와
국가자료공동목록시스템(http://www.nl.go.kr/kolisnet)에서 이용하실 수 있습니다. (CIP제어번호: CIP2015033913)

• 이 책은 도서출판 루이앤휴잇과 저작권자와의 계약에 따라 발행한 것이므로
  본사의 서면 허락 없이는 어떠한 형태나 수단으로도 이 책의 내용을 이용할 수 없습니다.
• 파본은 본사와 구입하신 서점에서 교환해드립니다.
• 책값은 뒤표지에 있습니다.